知足堂小神手系列

小神手成长记

曾培杰
汪雪美
编著

U0189417

中国科学技术出版社

·北 京·

图书在版编目（CIP）数据

小神手成长记 / 曾培杰，汪雪美编著 . — 北京：中国科学技术出版社，2020.1

（知足堂小神手系列丛书）

ISBN 978-7-5046-8304-5

Ⅰ . ①小… Ⅱ . ①曾… ②汪… Ⅲ . ①推拿－普及读物 Ⅳ . ① R244.1–49

中国版本图书馆 CIP 数据核字 (2019) 第 113467 号

策划编辑	焦健姿　韩　翔
责任编辑	王久红
装帧设计	长天印艺
责任印制	李晓霖

出　　版	中国科学技术出版社
发　　行	中国科学技术出版社发行部
地　　址	北京市海淀区中关村南大街 16 号
邮　　编	100081
发行电话	010-62173865
传　　真	010-62173081
网　　址	http://www.cspbooks.com.cn

开　　本	850mm × 1168mm　1/32
字　　数	169 千字
印　　张	10.5
版　　次	2020 年 1 月第 1 版
印　　次	2020 年 1 月第 1 次印刷
印　　刷	北京威远印刷有限公司
书　　号	ISBN 978-7-5046-8304-5 / R・2416
定　　价	35.00 元

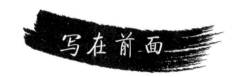

写在前面

上联：上知天文，下知地理，不如知足。

下联：外惜名利，内惜精神，莫若惜福。

横批：知足是福。

这是知足堂的对联，也是知足堂的堂训宗旨。

神手刘志宏从任之堂远道而来，传授手足反射疗法的精髓。

虽然是星星之火，却有燎原之势。

一个神手的到来，却带动了一大批的小神手起来。

在堂主洪涛的带领下，知足堂从刚开始服务几个人，到几十上百个，从本村的阿公阿婆，到全国各地蜂拥而来。

口碑没有脚，却比有翅膀的鸟飞得更远。

好的口碑，靠的是疗效，靠的是民心。

手足反射疗法究竟有什么魅力，让初学的医者自信满满，让久病的患者纷纷竖起大拇指点赞呢？

敬请诸君看《小神手成长记》，共同见证知足堂的草创阶段，以及小神手们的成长过程。

再附上一副知足堂对联，广征横批。

上联：懒惰如胶钳生锈，若遇勤奋，摩擦生热，热胀冷缩，趁热打铁，自然春阳融雪，恶习脱落，锈刀磨亮，成就精彩人生。

下联：热情似锄头松土，若加持久，慢火煲汤，摇井出水，笤帚扫地，便是滴水穿石，事业圆成，开山凿泉，获得光辉岁月。

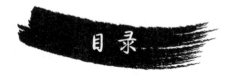

目 录

壹

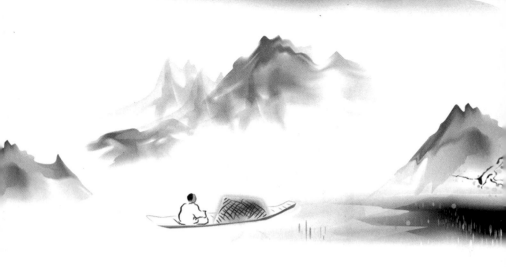

1.
财神穴

石印村一小家伙鼻塞大半年，拖成鼻炎，既难受又苦闷。

像这种鼻不通气，嗅觉失灵，讲话时有嗡鸣声。

若是神手出马，必是手到擒来，棒下鼻开。

可神手已经回任之堂了，怎么办呢？

这时知足堂洪涛出手，仅在小家伙的大拇指指甲两旁的鼻反射区点按几下。

001

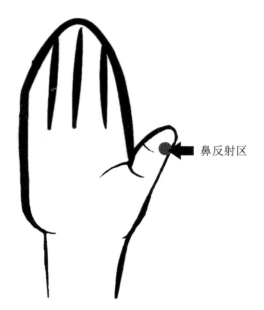

鼻反射区

　　小家伙痛得咬牙缩手。等左右手都点按完后，进出的气息再也不发堵，鼻子通畅如高速路。

　　小家伙说："这种感觉从来没有过。"

　　就像开关按对了，灯泡立马亮，找准穴位按下去，鼻子马上就通。

　　更有一个专业炒股的股民，鼻子塞得常要张口喘气，用嘴巴呼吸，久了记忆力减退，人烦躁不舒服，身体状态不好，股票也连连亏损。

　　只见我们的小神手帮他按完手上脚上的鼻反射区

后，他当即跳起来，堵塞的烟囱口像被捅开了一样。

他兴奋地说："我终于可以轻松吸满气了，一扫疲惫，腰杆子都直了。"

所以我体会到，只要有慢性病疲劳的症状，都要点按鼻反射区。就像没气的皮球一样，充满气的皮球才有活力。而鼻子无疑就是人体的打气孔。

这位股民后来跟我反映说："按摩后，人精神了，我股票又赚了。"

鼻反射区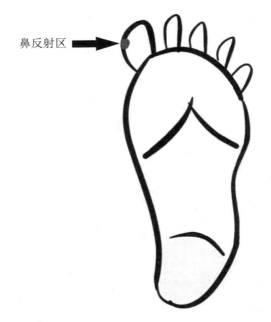

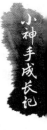

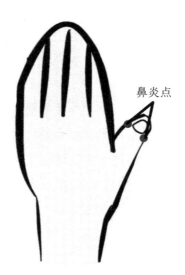

鼻炎点

　　我一听，心中一乐，俗话讲：大鼻子，吃四方；走天下，财滚滚。

 小神手训

　　俗言道，铁不炼不成钢，人不训不成长。

　　我一非好为人师，二不是师心自用。只是一心希望知足堂的众弟子们回到家乡或远走他方，能撑

小神手成长记

004

起一片天，成为百姓身心健康的保护神。

我读《三国演义》，发现刘备厉害之处就在于他干了两件大事。一是三顾茅庐请诸葛亮；二是放权放手让诸葛亮去干。

我发现在堂主洪涛带领下，知足堂蒸蒸日上。

有一位小孩的妈妈对我说："我孩子鼻塞，被堂主洪涛疏通了，现在很快活，不用吃药了。"

听完家长满脸欢喜的汇报，我觉得这种欢喜无与伦比。

我现在唯一的工作是发现人才与培养人才。

只要是人才，在我这里必定可以施展开来。

而我对堂主的要求有两个。

第一，不要在任何场合流露出负面情绪。

因为一个杰出的领袖，他必能轻而易举将负面情绪踩在脚下。

第二，必定身先士卒，吃苦在前，克难抢先。

一个优秀领袖必将勇于将患者灾疾双肩担起。

你必须鼓起十二分劲，全力以赴，方能带动众人。

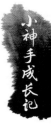

具备这两个素质，作为堂主就基本合格了。

把自己的负面情绪踩在脚下。

将他人的病苦灾疾担于肩上。

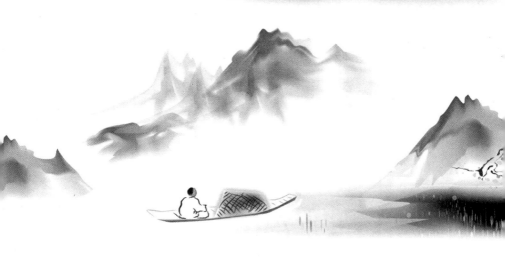

2.
快睡穴

在岭南有个两三百年的古村落，有一群人正团结一致为将来建造世界中医大学而努力。

可在这里只有破旧的古祠堂，到处漏水，用了几十年的木长凳，凭什么有如此远大志向？

只见堂主洪涛振奋地说："像清华、北大、南开、复旦，哪所百年名校刚开始不是几个人、几间屋子，几经周折才成为世人仰望的学府？"

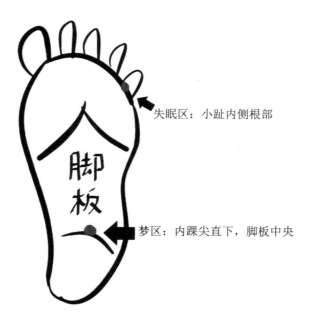

失眠区：小趾内侧根部

梦区：内踝尖直下，脚板中央

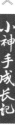

老军叔公每天早上8点多就在石印村堂前翘首以待。是什么能让老军叔公静心等待呢？

老军叔公笑得满脸皱纹说："我从小到大几乎没遇到这样一群热心的人，我失眠、全身痛，不知换了多少医院、医生，都想一死算了，这几天小涛按摩了，一觉到天光，精神得我想上山砍柴。"

堂主准时9点钟来开门，这里最小的有八九岁学生来学推拿按摩，最大的有八九十岁的老人也来学习点按足底穴位，减轻病苦，养生保健。

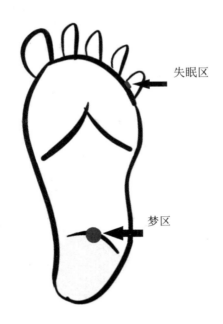

失眠区

梦区

12岁的小谦谦问："涛大哥，这个失眠你是怎么帮他治好的？"

只见洪涛用按摩棒对着墙上的挂图一点，说："你瞧，这小脚趾下不是有个失眠区吗，这脚跟位置不是有个梦区吗？"

晚上泡完脚后，只要把这两个反射区按摩到发热、酸胀就可以解决睡不好的问题。堪称脚上的快睡穴、好睡穴。

周围十余人听了啧啧称奇。

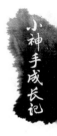

小神手成长记

一边帮病人缓解病苦，一边又教大家保健养生的这种诊断、治疗、教学三位一体的接地气方式，令老百姓喜闻乐道。

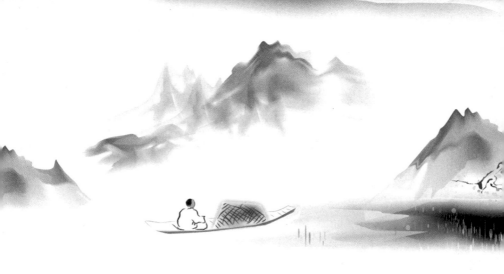

3.
摩擦生热理论

摩擦生热理论——古人钻木能取火。

天冷了，反复搓掌，手就会温暖起来。通过手法和按摩棒，反复点按、搓摩手足反射区，也能治愈或缓解肌肤筋骨冷麻痛诸症。

石印村知足堂前，北风习习。

大家都说，关门闭户多穿衣。这里没有暖气，可十余人甘愿受风冻，也要站在门口等待。

这时，堂主骑着一辆老凤凰自行车，口中吐着白气，北风呼呼，如期而至。

洪涛打开古朴的大门，百年古祠堂一下子让人回归到古时候。这是闹中取静的百年古院落。

一个妇人迫不及待地说："困扰我十几年的手脚麻痹、冷痛，你昨日帮我按完左边的脚，我从未感觉到如此温暖、舒服。昨天患者多，你只帮我做完左脚，另一边还是冷。"

只见堂主洪涛笑着说："等下就帮你的另一只脚扶贫致富，让它不再挨饿受冻。"

大家听后不禁开怀一笑。

只见小圆圆问："洪涛大哥，你怎么让她那雪冷的脚底板变得暖洋洋、很舒服的呢？"

洪涛指着在寒风中搓手的人说："你看他们在寒冷中干什么呢？"

小圆圆不假思索说："搓手取暖啊。"

只见洪涛一边叫妇人坐下伸出脚，一边用按摩棒在妇人足底的涌泉穴周围来回搓动。

足底涌泉穴周围有条沟叫涌泉沟。

白天向上刮能清醒精神，晚上向下刮能安神助眠。

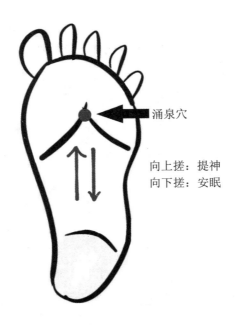

涌泉穴

向上搓：提神
向下搓：安眠

洪涛同时说："这就是摩擦生热，热到一定程度，经络管道就像蒸馒头一样变松软、通畅，脏腑的热量就能源源不断送到四肢末梢来。这样脏腑不会积热，手脚还能整日温暖如春。"

小圆圆领会后，高兴地点头，在一边也帮老阿叔有模有样地按摩起来。

村里老人无不竖起大拇指。

小圆圆边做边流汗，红扑扑的小脸堆满了欢喜，帮助他人取暖的同时，自己也温暖了。

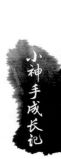

过了一会儿，妇人起身高兴地说："我两只脚一样暖和了，一样暖和了。"说着掏出两百块。

洪涛双手推开说："师父规定了，在这知足堂不能拿老百姓的一针一线。"

只见一老人慈祥地笑道："几十年来都难见到如此暖人心的事了，五经富的春天又要来了！"

小神手训

一个优秀的人必须很守时，如同赴军队命令一样，风雨无阻，坐镇知足堂，言出必践，这是很好的美德。

你们既然不舍得患者从千里迢迢过来，也不忍心让患者再跑一遍，那就别马虎操作，务必做到患者脚底板温暖松软，心里暖洋洋。

全身心投入到为人民解除痛苦的事业中去，从而忘记了时间。

这是美德中的美德，这才是新时代中医人的大医精诚。

孙思邈说，无论险夷、贫富、贵贱、病之轻

重、关系之亲疏，但有苦痛，无不一心赴救。

匹夫一立志，便能参天地。但能一念舍心为人，我能保证你们绝技必成。

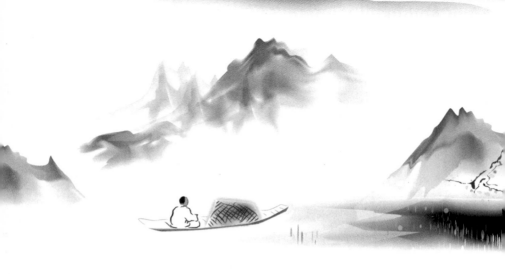

4.
热胀冷缩理论

　　凡天地万物受热后就容易膨胀，膨胀后就会通畅。

　　遇冷后便会收缩，收缩后便会闭塞。

　　小圆圆这个还读着小学的 10 岁小女孩，她在知足堂正低着头，她的眼睛、鼻子离患者的脚不到一支笔的距离。

　　帮人摸脚，把头都凑上去，像佛门最高礼仪——顶礼佛足那样恭敬。这种忘我投入的态度，让现场数十名旁观者无不动容。

一分诚敬一分利益，十分诚敬十分利益。大家心中想的不再是脚的臭浊，而是专注精神的圣洁。

大家不再害怕恶病的艰巨，不禁升起至诚感通的自信。

这是谁家的孩子啊，要是我家的女儿、孙女就好了。

只见一个老阿婆眨眨眼睛，惊奇地说："我看东西比刚才来的时候亮了。"

更神奇的是，旁边的大叔拍拍手说："小神手，小神手，一按我的耳朵就不响了。"

小圆圆既高兴又疑惑地说："涛哥哥，为什么每个病我捏他的手指、脚趾，他就舒服了呢？"

只见洪涛一边帮患者捏脚趾头，一边解释说："摩擦会生热，脏腑组织受热后就会膨胀通畅。十指连心，十趾连肾。手指尖暖了，心脏供血就通畅了。再按完脚趾，肾脏功能也变好。供血充足的时候，眼睛变得明亮，耳朵变得聪慧，鼻子变得嗅觉灵敏。器官的功能都会增强，能够抗衰老。"

小圆圆听了更是鼓掌叫好，接着按得更加专注努力。

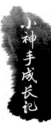

我认为，热胀冷缩的理论能够给手足反射疗法提供强大的依据。只要指尖、脚尖，经过反射疗法治疗师按后会舒服好一阵子。

我认为对热胀冷缩更好的诠释，是按摩加吃姜，让管脉通畅。

但都远远不如靠内心深处的恭敬、认真与努力产生的作用来得持久有力。

这才是手足反射疗法的精髓所在。唯有热心、热诚、热情，才能让百脉通畅。

而冷漠、冷言只会让百脉收缩闭塞，百病丛生。

所有的方法招式都是框架，你的热心真诚才是精神。所有的反射疗法治疗师，若失去了这点，很容易沦为行尸走肉，所做的手法，不过是机械摩擦而已。

 小神手训

我听到有从外省过来五经富镇知足堂，想观摩学习的学员说："曾老师，你这里的场所和教学环境，还欠缺，不够好。"

我环顾四周，没有像样的桌椅，墙壁也千疮百孔，地面更是坑洼不平、长满青苔。然后，平静地回答说："你若心到了，当下万事俱备。你若心不到，永远只欠东风。"

你若全心为患者解除病苦，看似所有的不足，终将成为你的优势。

你若有一念私心夹杂，你的万分优势，终会将你绊倒。

所以我们知足堂出来的人才，三年内不要谈名，八年内不要讲利。

我认为一切的名利，不过都是你的心量上升到一定程度自带附加的。

要记住，小胜靠技术，大胜靠德量。术到巅峰，仍是技工。德到极致，便为宗师。

我希望知足堂造化出来的不是按脚工，而是一批能传道授业解惑的宗师。

那么"蓬草之下有兰香，茅屋之中出公王"的古偈语，你们就实现了。

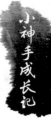

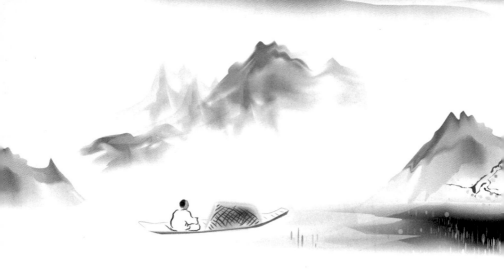

5.
胶钳生锈理论与《知足赋》

　　凡锄头、铲、铁棍、钳子经久不用就会生锈。一旦生锈，钳口张不开，就作废丢掉了。如果碰到会修理的人，把生锈的钳口烧红、捶打，锈迹纷纷掉落，再点上油，钳子又恢复如常。

　　可见，凡物能经久耐用，在于常用。

　　才8点多，知足堂的大门还关着，门外已停满了车。

　　只见一位骑着摩托车的大叔，用洪亮的声音说道：

"我邻居花婶明明中风大半年，走路一瘸一拐，这几天我见她像康复了一样，迈大步地走。听她说石印村有神医，而且不收钱，特地过来看看。"

随之咿呀的一声，知足堂的大门打开。

映入眼帘的是一首《知足赋》：

能知足者，天不能贫。

能忍辱者，天不能祸。

能无求者，天不能贱。

能忘我付出者，天不能病。

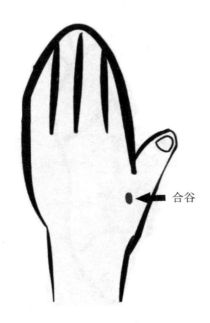

合谷

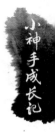

能不贪者，天不能死。

能随遇而安者，天不能困。

能造就人才者，天不能孤。

能以身任天下后世者，天不能绝。

这首《知足赋》写得任运自然。

观者常驻足赋前，越嚼越有味道。

洪涛一边帮秀清的阿姨按合谷穴，一边听她说："原本没有胃口，楼梯都上得费劲，这几天吃嘛嘛香，这几天走路也轻松不费劲了。"

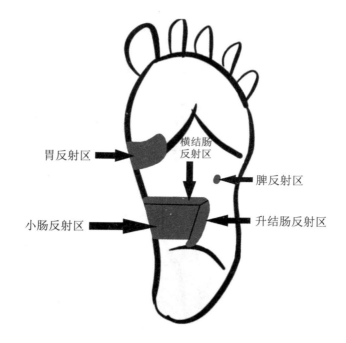

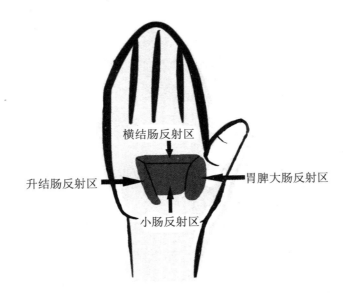

横结肠反射区

升结肠反射区 → ← 胃脾大肠反射区

小肠反射区

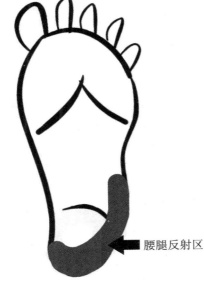

腰腿反射区

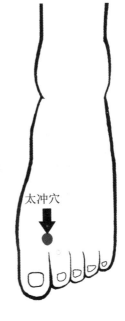

太冲穴

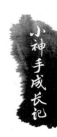
小神手成长记

小豪问："洪涛大哥，你是怎么让她的胃口在短时间变好，走路又轻松的呢？"

洪涛边用按摩棒戳患者穴位反射区，边说："在手脚上找到胃肠的反射区，再配合合谷穴，吃起五谷杂粮来就会像饿虎扑食一样快。"

小圆圆又问："那怎么让病人的腿脚灵活好走路呢？"

洪涛又在患者脚上的腰腿反射区上点按说："不管是中风偏瘫长期卧床，还是疲劳没劲，重按腰腿反射区，腿脚就会有力，如果能加上脚上的太冲穴更好。"

小圆圆问："为什么呢？"

洪涛边按边讲解："按摩太冲后，你的双脚就像火箭冲太空那样有后劲。"

小圆圆听了高兴地说："太好了，我要回家帮爷爷按按，这样我爷爷每天踩自行车就有力了。"

小豪抢着说："我要帮奶奶按虎口，让奶奶吃嘛嘛香，多给我们也做些好吃的粿点。"

洪涛说："合谷穴配合手上肠胃反射区，能让身体有饥饿感，好像生锈的钳口修复后，钳咬东西就快多了。"

人的合谷穴就是肠胃的胶钳口。

小神手训

以前洪涛在厂里头打工，接触反射疗法按摩不到半个月，我把知足堂交给他，让很多人质疑。

我要说，一个出色的人物，可以不识字，不可以不识人。

中医讲望、闻、问、切，正如我们曾门的文正公。

三个人来到文正公眼前，他扫了一眼说，第一人低头认真，可以做事；第二个目光炯炯，英气逼人，可以委以重任；第三个眼神游离，见风使舵，难成栋梁。

结果正如文正公所说，第二个人成为鼎鼎有名的台湾巡抚刘铭传。

我认为，评价一个人，要摒弃学历、出身、年岁、地位，唯一要看的就是这个人的心性。

当我第一眼见洪涛时，憨厚老实的形象很适合做中医。

当他到农场时，一个人干三个人的活，一点

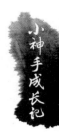

都不吝啬自己的气力。我一看，好样的，能吃苦耐劳，身先士卒。

当我们一起攀登最陡的尖峰山时，他在前面开路，手脚磨破了，也咬牙撑着。在8小时的翻山越岭中一直力争上游，开拓进取。

教反射疗法时，他做笔记、看书，患者伸出脚来，他都抢先去做。

更重要的是，这个朴实的农民工一点不笨，讲出的话，我都拍掌称妙。

这个知足堂的堂主非他莫属。

结果，这个憨厚老实的农民工干了三件事。

辞了工作，退了过年回家的火车票，让老婆带着儿子从河南老家来到五经富镇。

这位朴实的农民工居然拿出破釜沉舟的勇气，立志要成农医工医，而且发誓不学成绝技，绝不回家。

我看后都为这个真汉子擂鼓叫好。

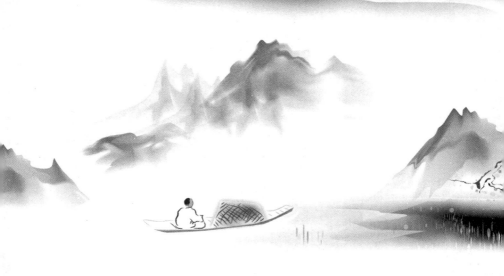

6.
锄头松土理论

　　土地荒芜多年，必板结成块，庄稼种不下，开不了根。

　　这时用锄头、大铲，锄松挖通，土壤松通、透气，农作物种下去才能大丰收。

　　人的肩周、胸背等肌肉长期缺乏运动，就会板结成荒土。生长于这荒土上的脏腑关窍毛发就会衰弱枯萎。

这时通过松通反射区的肌肉、筋骨、穴位、经络，那么扎根在这些肌肉土壤上的脏腑，就像种子在松软泥土上一样，能尽情生长舒展。

　　清晨，知足堂前的一位老太太得意地说："原来我要老伴帮我拿衣服才能穿上，怎么做两天按摩了，自己穿脱外衣没有一点问题。"

　　这不正是折磨中老年人最辛苦的肩周炎吗？

　　严重的肩周炎，不要说是穿着衣服，就连拿起碗筷吃饭，锅铲炒菜都困难。

　　但这种艰辛困境怎么碰到手足反射疗法后，就像冬雪见到春阳一样，被轻松溶解呢？

　　小孩问："涛大哥，你是怎么让老婆婆双手变灵活了呢？"

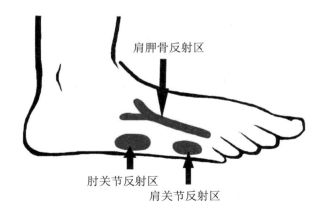

肩胛骨反射区

肘关节反射区

肩关节反射区

这时洪涛在患者脚部的肩周反射区用按摩棒刮运。

他想起自己在河南老家松土时的情景，然后笑了笑说："小豪子，我跟你讲犁田的故事，不管锄头犁田还是拖拉机，它不断来回翻动，刨松土地，种什么庄稼都容易丰收。"

小豪子说："难道这就是老师常说的深耕胜施肥？"

洪涛说："真聪明，你看我们在患者的脚底板上来回刮运，像不像在田里深耕松土？"

这样来回刮按，就像三犁三耙一样。

只见坐在古旧凳子上的这位阿叔点头说："我觉得吸气都比刚才更深了，鼻子也更通，肩膀本来酸酸痛痛，现在觉得非常柔软，比我敷热水袋、贴风湿膏、烤电热灯更有效。"

大家纷纷投去惊异的眼光。

怎么这小娃子边学边用就边出效果。

神奇的效果不足为奇，让一个从未接触过反射疗法的孩子一听就懂，一学就会，一用就灵，这真神奇。

只见洪涛又让另一个老叔把手抬起看看。

老叔说："我不敢抬，一抬就痛。"

洪涛说："你不要怕，我已经帮你做通了肩部反射区。"

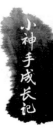

老叔抱着试一试的心态，双手抬上头顶。

他不禁怀疑是不是在做梦，刚来时连90°都抬不上。

想不到不是在做梦，而是身体欠修理。

而反射疗法治疗师无疑就是修理筋骨，肌肉麻木、痹痛、屈伸不利的高手。

一个出色的手足疗法治疗师能轻松缓解调治肩周炎，只需要一顿饭的时间。

 小神手训

任何一行业做到登峰造极的人都要从事教学。

因为你一个人产生的价值，跟引领千千万万人的价值是不能相比的。

观古往今来大成就者，不外乎具备这两点素质。一是勤于讲学；二是勇于改过。

讲学提升仁义，改过必生智慧，不断产生仁义智慧，一个人的前途就不可斗量。

会做，你一个人的力量始终有限，患者多了你终会累垮。

会教，带出千军万马，令行禁止，言出必践，你就能轻松袖手旁观，垂拱而治。

　　所谓学所以治己，教所以利人。不学则不智，不教则不仁。

　　我最愿意看到的就是这样的弟子。

　　一边能很刻苦努力地学好，一边又能很大方地将这些学到的好东西分享出去。

　　这也是一个堂主的素质，教学双修，仁勇并进。

　　否则你自己做得再好，只能说明你勇猛精进。

　　你能教会一批后进，才能称为仁心仁术。

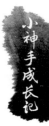

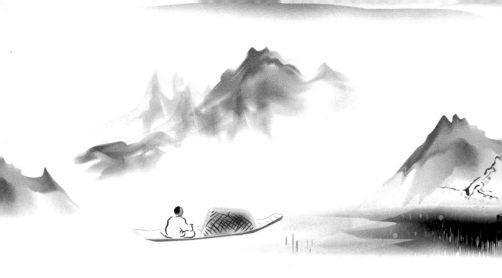

7.
笤帚扫地理论

　　凡居家必不可少的是扫把，家中三五天不扫，就会有一些灰尘，不够整洁。

　　如果三五个月不扫，就可能变狗窝，难以住人。

　　扫地之法，家庭主妇、懵懂小孩都知道，要从室内扫到室外，从在床子，椅子下扫出外面来，不留有一处死角，家室很快变得整洁如新。

　　而人的脚部，就像家室，各个反射区就像家具椅子的拐弯抹角。

你的按摩棒刮按，好比扫帚扫地扫污，从十只脚趾尖像扫帚扫地一样，用按摩棒一路点按，不留下一丁点的盲区拐角，一直按到脚跟。

整个人就像房屋大扫除一样，从头到脚都舒服痛快。

这个大扫除的辛苦，疼痛出汗及灰尘满天，与按后的舒适相比，太值得了。

石印村有一位头痛了半个月的明叔。

小圆圆帮他十个脚趾头全方位点按后，才两次，他便欢欣雀跃，我头痛好了，我头痛好了，以前一天要头痛十几次，现在一次都不痛了。

明叔看到这些小神手要么坐在门槛上，要么坐在废柴堆里，要么坐在断了一只脚的破旧矮凳上，要么坐在乌漆抹黑的木板上，就那样忘我认真地帮患者解除病痛。

他不禁感慨："这时代有这样既能吃苦又有爱心的人，就像龙的胡须与凤凰的羽毛一样难找了。"

有感于此，明叔找到了我，豪迈地说："曾医生，我有一栋房子，比这没水没电的破柴房要干净舒适多了。我提供出来借给你们用，那里有电有水有新

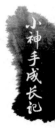

家具。"

他以为我们肯定会迫不及待地想要。

谁知我看都没去看就拒绝，并说了一段令他心服口服的理由。

我说："明叔，非常感谢你的好心好意，我之所以找到人家不要的破旧祠堂柴房，并非无条件找到有电水的光亮厅堂。"

选择这里，目的是锻炼这批弟子。

我随手指着知足堂上那首座右铭：不经一番寒彻骨，怎得梅花扑鼻香。

这些小神手们如果没经历过最底层的考验，最艰苦的训练，他们绝不可能鱼跃龙门，成为将来人皆仰望，众望所归的小神手。

我是在给他们制造暴风雨，营造太上老君的八卦炉，要把他们坚强的翅膀，明亮的双眼，强大的体魄锤炼出来。

明叔听后点头说："有眼界、有方式、有手段、有心思，这是有所作为的人。"

只见知足堂前一个小女孩，方10岁，居然有七八个患者围绕她转，都要等到小家伙那根按摩棒出手。

一个老叔说："我的眼睛痛，吃了板蓝根冲剂都没吃好，怎么让这小家伙捅了几下，足底就好了。"

又一个每天打几十下喷嚏的阿姨，闻不得一点油烟味，经常头晕。

她欢快地说："我吃了半个月药，吃得胃痛、失眠，也给这个小姑娘用铁棒戳戳，打了几个嗝后胃不痛了，回到家去也不怕油烟味了，连喷嚏都不打了。"

结果好的口碑，像有脚一样，很多人都找到小女孩家中去了。

凭什么一个还在读小学的女娃子，居然能一天应诊七八人，粉碎三五种疾病。

难道真是乱拳打死老师父，究竟是幸运还是天医星下凡呢？

大家好奇地问："小圆圆你是怎么治好阿公阿伯的呢？"

小圆圆一头雾水地说："我不知道，阿涛大哥只教我一招，不管什么样的人来，都要认认真真从脚尖开始点按，从上到下全方位地按到脚跟。"

大家听后惊奇地问："什么是手足反射疗法的全方位无死角操作呢？"

大家目光都望向了这个正在用这种方法操作的堂主

洪涛。

　　只见按摩棒在他手中已经像轻车熟路一样，他像拿筷子吃饭那么自然，一边操作一边说："我们创造性地发扬了手足反射的教学理论。让 3 岁小孩乃至 80 岁老翁，听后就懂，拿起棒来就会做，一使用就有效。我就想起家里扫地，你不能见到垃圾才去扫，不能东扫一下西扫一下。我认为整个脚底板就像家里的地板，你不能只扫东墙不扫西墙。所以患者一来整个脚底板我做完 15 分钟，一个部位都不漏。"

　　大家不解地问："哪个患者都这样密集地做，难道不辛苦不累吗？"

　　洪涛淡然一笑说："看到一个个苦恼的表情换为轻松的脸，欢快的面，快乐都来不及，怎么会苦呢？"

　　一个人的自信是建立在不断成功的基础上。

　　一个人的快乐必定根植于自信阳光。患者的点赞大拇指，无疑让小神手的成就感满满，这些饱满的成就感，成功感，便是快乐的源泉。

　　我听后都不禁点头，你精通西医解剖，你熟透中医理论，但你如果没有洪涛的虔诚，小女孩的认真，可能你都无法获取这么热烈的赞誉，也不能做出如此漂亮的疗效。

我相信现在他们可能还不能挂上"小神手"称号，但凭热爱奉献的这颗心，他们终将成为小神手。

 小神手训

　　笤帚扫地理论，如此平易近人，通俗易懂。不仅给医者，更能给广大患者带来强大的信心与热情。

　　记得中里巴人老师讲过，一个出色的中医师，应该从按摩足底开始，这种无毒副作用，又有显著疗效的方法，无疑是克制疾病，最强大的武器之一。

　　而四川青城山道医派的传承，一直遵循着这样一条原则，学者要先通按摩之术、徒手疗法，有所成就后才能进一步学习遣方用药的艺术。

　　正如一个功夫家，他不能一开始就舞刀弄枪，他要先赤手空拳练习各种套路，然后在熟练套路基础上，才可以练习十八般武器。

　　而手足反射疗法无疑是医者学习任何高精尖医技之前必练习的功夫套路。

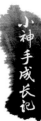

你不能保证你随时都带有药在身上，

你不能肯定你周围是否有金针、艾条、救心丹。

你可能在火车上，你可能在旅行中碰到有患者痛苦，你不能推脱说，没有在医院药房我不能帮到他。

就像一个特种兵，他看到有小偷歹徒他，又没带枪械，他不能推辞说，没有枪炮武器，我管不着。

你必须凭你的智巧和你的一双手脚功夫与他们周旋到底，将他们制服。

最后帮他们改邪归正，过上快乐幸福的生活，所以为了避免大家将来手足无措的尴尬情况。

大家现在就要高度重视练习手足反射疗法。

为了使你将来不会被恶病虐得遍体鳞伤、千疮百孔，你更要刻苦精修这门学问。

你更应该将这种疗法学到登峰造极淋漓尽致。

正如我们敬爱的军人，为了我们边疆不受侵犯，在军营里特训，留下了一担又一担的汗水，都在所不惜。

　　　　我们古道医门一直流传着这样一句育才原则：能否成事，就看推磨扫地，推磨需要大气大力，扫地要细心周全，不能遗漏草率。

039

小神手成长记

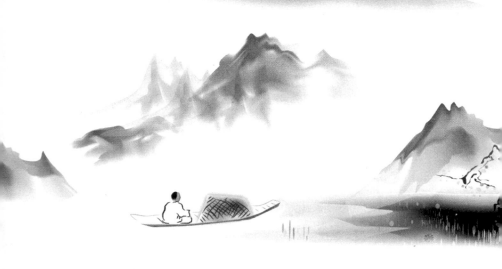

8.
泄洪减压理论

　　当河道水量增加，河坝压力变大时，就要及时疏通中下游，甚至开阀泄洪，不然上游一崩堤，损失就大了。

　　人的血管经络，就像江河水脉，若是血压高，压力变大，就要及时疏通大小便与下游的手脚与末梢经络，才可以缓解上游心脑溢血造成中风偏瘫的巨大损害。

　　我骑着自行车路过石印村，汤叔拦住我说："医生，真是想见你比登天还难。"

我笑着说："早上我七点钟在刘屋桥，铁打的营盘，怎么可能找不到我？"

他竖起大拇指说："大家都说你教出来的学生有两手，我最有发言权。我高血压，年头摔倒差点坐轮椅，吃药吃得我连饭都吃不下。谁知我那天路过，给那小伙子按按。一回家，胃口好，睡眠好，不吃药血压居然也不高。不知道该怎么感谢你们。"

我听后哈哈笑说："你的现身说法，由药物依赖的高血压头昏，换为靠手足反射疗法缓解病痛，解除药物依赖的案例，就是最好的谢意，以及对学生们最好的鼓励。"

结果，因此来了一大批血压高，行路颤颤巍巍的病人。

小圆圆问："涛大哥，老人脑萎缩、高血压要怎么帮助他们？"

洪涛边帮老人搓脚趾边说："一个出色的手足反射疗法师，墙上这张人体各器官脏腑的手脚反射区图烂熟于胸，心中自然有答案。这些手脚趾就是大脑、小脑、头面颈椎的重要反射区。你要记住，做按摩时老人皮薄骨松不受力，要记住三要诀。"

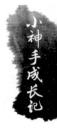

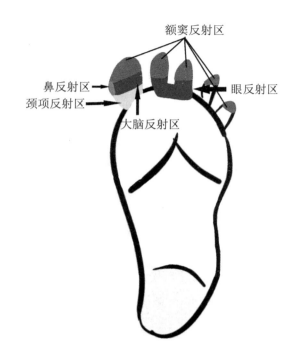

额窦反射区

鼻反射区
颈项反射区

眼反射区

大脑反射区

小豪赶紧凑上来问："什么三要诀呢？"

只见洪涛边按边说："由轻到重是第一要诀，反复多遍是第二要诀，按摩区按到发红发热是第三要诀。"

突然外面传来仓促的呼救声，原来村里有个 80 岁的老人，在家里突然倒地，没人敢上前。

老人头都磕破出血了，众人慌忙拨打 120 急救车。

在这个现实社会，大家都怕麻烦，怎么有一批人救麻烦像救火一样，毫不吝啬自己的力量。

洪涛跑上去，老人表情呆板、口㖞斜，漏出口水来，叫都叫不醒。

毫无疑问，这老人是脑梗死。这时寸秒寸金，稍微迟滞，重则难以救回，轻则偏瘫。

这时这位河南小伙子想起家乡奔腾不息的黄河，如果下游堵塞水压过大，上游河堤坝都会爆裂。人的手脚不正是下游嘛，紧急之时要挖通下游，卸掉压力，来减轻上游的危急。

看到老人痛苦呆滞的表情。这位河南小伙子心中一热，顾不了那么多了。用重力捏按老者的手指头、脚趾头。

老人痛得咬起了牙。

看到老人有表情反应，洪涛将其十指指头依次捏搓红、擦热。

周围人说："歪嘴角回正了。"

一会儿又有人欢呼："眼睛打开了。"

不到 30 分钟，老人居然能在大家扶助之下坐稳起来。

一杯糖盐水喝下去，老人居然重新站起来，没事了。

大家笑了，洪涛也松了一口气。

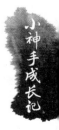

在众人啧啧称奇的时候，功成不居，洪涛又悄悄回到知足堂。

虽然他动作平静，但内心却波澜起伏。

逢年过节，有多少老人由于中风得不到及时缓解造成偏瘫，永难恢复的痛苦局面。

照顾者艰辛，而被照顾者更痛苦。

如果人人花一周时间学习手足反射疗法，家家都有一册《手足反射疗法》，只要花上一个晚上阅读，碰到这些急危恶症，就不至于慌了手脚。

最起码你们能为患者做点有益的帮助。最重要的是，如果患者下游疏通泄洪，心脑血管压力得到释放，可以免除坐轮椅的痛苦。

这时洪涛心中越发觉得编一份普及版的手足疗法小册子的重要性。因为一个人练得再好，它只能成为单手罗汉。

小神手训

当我看到受知足堂利益的热心患者，有从家里搬椅子来，有在市场买凳子来，一时间家具云集，齐聚一堂，患者排满队，口碑好得很时，心中宽慰。

小神手们一个接一个地按，一下子热火朝天，门庭若市。

众人如同抢收稻谷那样积极欢悦，真是上场好像火烧身，在寒冷的冬天，小神手们帮患者反射区做红做热，自己也汗出淋漓。

所谓力量从对境中练出，不面临困境逆境，你不可能练出强大的力量。从知足堂一无所有，到现在知足堂一无所缺，短短经历，不过大半个月。

功无唐捐，德无虚弃。你在这个偏远的岭南小镇都能打出局面，那么你到任何地方都能开发出一片天地。

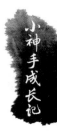

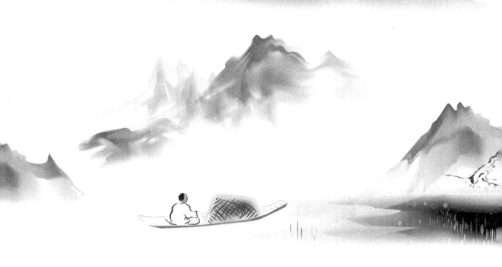

9.
春阳融雪理论

冬天气温下降，河面都结冰闭塞不流。一旦春暖花开，阳光普照，河面冰雪就开始融化，河流又恢复了通畅状态，这些雪块冰积纷纷被冲到下游去。

人体的肠管、血脉如同江河湖海，遇寒容易闭塞，逢温就会通畅。正如《内经》上讲，凡人血气遇寒则凝，逢温则行。

外地一个便秘五六年，不吃泻药，一周都无法排便的中年人，他叫堵叔。大家哈哈笑，这名字不是天生就叫人不通吗？逢赌必输，大家不敢叫你啦。

但对于手足反射疗法师来讲，逢堵必疏可是一条黄金原则。

堵叔初来知足堂就明言："我吃药没用，大黄苏打片和番泻叶成把成把地吃都没用。"

洪涛就叫堵叔吃姜蜜水，即生姜熬水兑入蜂蜜。

堵叔说："我家里蜂蜜排成队，最好的野生冬蜜我都有，不起作用的。"

洪涛说："治一个病像打仗一样，单凭吃汤药，喝姜蜜水，这些水军可能不行。单凭足底反射疗法，这陆军可能有所不足。单凭运动深呼吸，这空军可能还不够圆满。如果水军、空军、陆军，同时结合，胜算无疑就会大大增加。"

堵叔吃完姜蜜水问："如果这反射疗法没有效怎么办？"

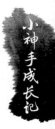

洪涛自信地说："师父讲过，人生字典里一不能有消极的如果，二不能怕。所谓铁棒磨针、绳锯木断、水滴石穿。没有不能攻克的，只有你中途放弃，不能坚持。"

堵叔听了为之一震，好像很久没有见到如此自信又明智的医生鼓励了。

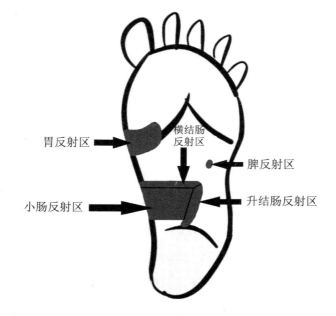

胃反射区

横结肠反射区

脾反射区

小肠反射区

升结肠反射区

这个已经变得不轻信任何人的堵叔心服了，说："小伙子，我交给你了。"

只见洪涛先用扫帚理论从脚尖一直按到脚跟，在堵叔的肠胃反射区居然按到有如鱼卵条索状的沙沙结节。

这结节堵得真硬啊！

洪涛使劲一戳，只见堵叔"啊"的一声，随后问："怎么你按我脚底板，我肚腹都在翻？"

洪涛心中一乐，这不证明了反射区与脏腑相连嘛。

于是毫不犹豫将这些结节，用按摩棒摩擦加热，使之被融化，戳散。

洪涛觉得温度不够，就放开按摩棒，吸气用劲，像周星驰拍《厨神》那样用掌中温度内力搓热堵叔的脚底板，用心的温度去照暖他的肚腹。

按摩棒可以戳碎结节，但如果没有外在热源，摩擦生热，这些疙瘩就不可能在最快的时间里融化排出体外。

于是洪涛像钻木取火那样，用摩擦生热理论，将堵叔冰冷的脚底板做暖做热。

不一会儿，堵叔连连放屁，臭到大家都想作鸟兽散。

洪涛见时机已成熟了，立马叫堵叔到大祠堂外面空手跳绳。

堵叔那笨重的跳跃动作像僵尸一般，大家哈哈大笑。

结果堵叔才跳到一分多钟，急不可待地问："厕所在哪里？"

可是知足堂这古祠堂里，他们找不到厕所，赶紧跑到村民家一泻千里，畅通无阻。

堵叔回来时，竖起大拇指，连连赞叹："年轻人真

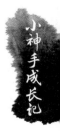

有你的，将来你一定非池中之物，我走南闯北多年，很少佩服多少人，你算一个。"

洪涛哈哈一笑，因为人家远道而来，当下把这反射疗法教给他。便秘在这反射疗法面前，不过是只纸老虎而已。

 小神手训

洪涛家在河南黄河边。这条波涛澎湃的母亲河，流淌的不单是河水。它更流淌着奔腾不息炎黄子孙敢奔敢闯的血脉基因。

他说，老爷给自己取名字时，遥望着奔腾的黄河，看着滔天的巨浪。

老爷口里念念说道，洪波澎湃，涛声震天，便说这娃子就叫洪涛吧。

有一天洪涛被石头绊倒，哭得一塌糊涂。

老爸摸着他的头说："小洪涛胆子大，天大困难也不怕。小洪涛志气大，再大苦难也能化。"

谁知这懵懂的小娃子，一听到鼓励的声音竟然比创可贴、跌打药油更有效。

他立马忽视伤痛，站起来不哭了。

转眼间，洪涛长大外出工作了。

工厂那些工友们都头痛不能的难题。

洪涛从未皱过眉。

结果，每个老板都赏识他，要留他。

为何能够遇难则强呢？

洪涛想起老爸在家乡叮嘱说："你到外面去，千万不要丢河南这条母亲河的面。"

我们是黄河炎黄子孙，都必须流淌三股精神。

一奔腾不息，精进不止。

二虽百折千回，仍然向前。

三即千山万阻，东归之志始终不变。

有了这三大精神，你学什么都会后来居上。

缺乏这三大精神，便很容易被后生仔反超。

当我看到这河南小伙子吃苦像吃饭一样爽脆，帮患者按脚像在田里挖土那样扎实，做起手足反射疗法来，像丰收庄稼那样欢快。

打开《手到病除术》一书，像蜜蜂采花那样雀跃。

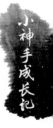

采百花而不疲劳，学百家而不厌倦。

在知足堂上分享自己按摩心得，像播种那样耐心，诲人不倦。

我不禁疑惑，这小伙子哪来的动力与干劲。

后来一深思细想，马上明白。

原来这小伙子是黄河血脉啊！

一个人可以默默无闻，可以不为人知，但不能停止奋斗。

一个人可以一无所有，衣衫褴褛，但不能放弃自强不息。

一个人可以被人误解，遭人白眼，但不可以放弃奔跑，停息澎湃。

所以学子最贵重的不是得见明师，而是自己自强不息。

患者最可以依凭的不是良医，良药，而是自己的精进不止。

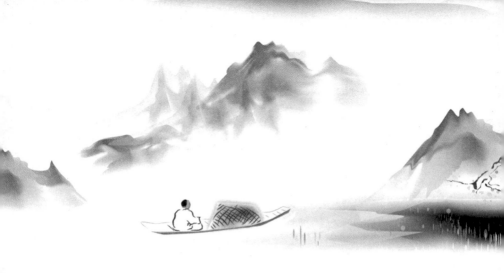

10.
趁热打铁理论

　　铁匠知道拉动鼓风箱，烧得铁条发红，大锤一打，这些铁块就能顺你心、如你意。

　　那些杂质会被纷纷打掉，炼出强韧的钢铁。

　　人的骨刺，就好像铁条生锈一样，可以称之为骨锈。

　　在摩擦生热与泡脚加温的基础上，找出相关骨刺的手足反射区，用按摩棒去戳按，好像用锤打铁一样，便可以收到骨刺软、增生化的效果。

电视台的一个摄影师来到知足堂。

他说要记录这知足堂兴起的过程，他把摄影机与航天拍摄设备都带过来了。

当他看到知足堂这些小神手们，有的坐在门槛上帮患者按脚，有的坐在柴堆上帮患者点按，有的干脆用自己大腿坐凳，按摩棒一戳，那些污垢纷纷掉在小神手们手脚上。

摄影师说："我要给你们提供一批遮布，备一批新凳子。"

谁知小神手们说："谢谢大哥了，我们在农场里打赤脚，踩污泥，干活都不怕脏，怎么会怕脚脏呢？"

大家听完都肃然起敬，纷纷望向知足堂的文化栏，那里写着知足人五不怕：一不怕脏，二不怕臭，三不怕苦，四不怕难，五不怕累。

此时一个卖菜阿姨提了一篮菜来，要送给知足堂，怎么回事呢？

阿姨一五一十讲："我前阵子脚跟痛得没办法挑菜去卖，连空身走路都如走针毡，难以忍受。到医院拍完片后，医生说，长骨刺了，不动手术不得了。我听说石印村有一批会按脚的小神手，就来试试。结果按一次，好一点，按第二天就不那么痛了，按第三天就可以挑菜去卖了。同时听曾医生建议买十瓶醋，回家每天煮开水泡脚，不单医好了我的脚，还医好了我的失眠。我高兴得不知该怎么感谢，这是我自己种的最好的菜，送给你们。"

这时 12 岁的小玉就问："涛大哥，怎么将他的骨刺在这么短的时间内按好，我爷爷也骨刺痛，你能教我帮爷爷按好吗？"

洪涛摸摸乖巧小玉的头说："你看在农场里刀都生锈了，我们都可以把它磨锋利，骨刺再坚硬，也坚硬不过钢铁，铁片都可以磨好，为何骨刺不能磨好？"

小玉听后欢喜地说："涛大哥，快教我怎么磨。"

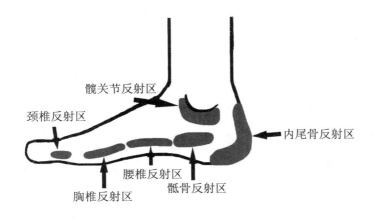

髋关节反射区

颈椎反射区

内尾骨反射区

腰椎反射区

胸椎反射区

骶骨反射区

小神手成长记

洪涛脑中呈现出在工厂工作时的情景。

工人把铁烧红后，打成各种形状。

而骨刺在脚上的反射区，先要找到。

脚掌侧面大踇趾到脚跟部，分别代表头、颈、胸、腰、足。

经常推按这条反射区，从头到脚的骨刺通通都会减轻。可有人为何按了效果不理想？

洪涛想到了趁热打铁四个字。必须把脚泡热，磨红，使血气通畅。这时再用按摩棒去戳，好比烧红的铁，用铁锤一打，杂质就纷纷掉下。

所以这前面半个小时给脚部点按生热，摩擦升温的过程，好像拉风箱加燃料一样不可缺少。

猛火才能出好钢。一个出色的手足反射疗法师，他能够轻松地将患者手足做到滚烫发热，轻松舒适。

这个道理一想通，那些令人头痛的骨刺，就像废铁遇到炼钢炉一样不再成为难题了。

洪涛笑着对小神手们说："你们要努力学习把手脚按热按烫，在充足温度火力之下，不单骨刺会被炼化，血糖、血脂、血尿酸都会纷纷被消融分解炼化。"

洪涛想通这个趁热打铁的理论后，就不管对方铁有多硬，只管我方火力有多大。

火大无湿柴，阳足能化病。

小神手训

洪涛在功夫堂练拳脚时讲，以前老师父教拳都会讲到，要先热身半小时后，才可能拉筋骨，筋骨的伸张性会很好。

否则还未热身，就强行拉筋骨，最容易出现运动伤。

就像体育场上那些容易拉伤的人，不是运动过度，拉伸过猛，就是热身功夫没做好。

所以手足反射疗法前期，不管患者病在哪里，先将整个脚底板全方位无死角摩擦生热一遍，使筋柔血活，暖热肌肉。

这时再重点将病灶搓按，效果就非常好。

手足反射疗法师会容易走入一个误区，未将脚底板预热，就想快速将病邪痰湿搓走。就好比还未将锅里的水煮热，就想把碗里的油腻洗干净，很难、很费力。

你只要将水加热，油腻碰到热水，好像树叶遇

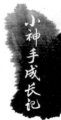

到霜雪一样纷纷掉落，毫无悬念。

当我听到洪涛这个趁热打铁、热身拉筋的说法后，不觉点头。

筋不热都不够松软，不好拉。人的脏腑手脚不够温暖，怎么能轻易将病邪驱赶。

所以未来对医生要求更高，除了医好患者的身体，还要能让患者有生生不息的勇气，这样医疗这条路才真正走通、走顺畅。

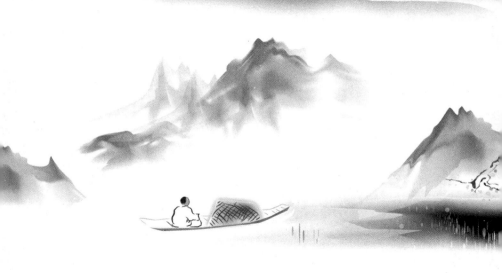

11.
摇井理论

在农村住过的人都知道，有种手动摇井，

你不断往下摇，地下水就会被带上来。

尤其是干旱缺水的田地，你摇个不停，就会有用不完的水来灌溉庄稼，庄稼因此滋润茂盛、油光青翠。

当一个人眼花，眼干涩，光点眼药水无济于事，通过按肝脾肾的反射区，那些气血津液就滋润上眼耳鼻舌，这样耳聪目明，嗅觉灵敏，口舌生津，就不再是个遥远的梦了。

石印村一个卖水果的基婶，她有严重飞蚊症，眼睛看东西常觉有黑影，最后都不敢把水果拉到市场上去卖了。两目经常干涩难耐，视物无光。

当她听说村里来了一批小菩萨，他们缓解了不少求医无门患者的疾苦。

基婶说："大医院都说我是神经萎缩，没办法了，他们又能怎么样？"

旁人对她说："灰心丧气没希望，积极尝试有曙光。"

结果基婶好不容易排队等候，洪涛帮基婶按脚底板说："脚底板如此板结，好像干涸的土地一样。"

基婶惊讶说："是啊，是啊，我长期眼干口干难忍，现在眼睛全是黑影，甩都甩不干净，办法都用遍了，这该怎么办呢？"

洪涛想一想，手足反射疗法是痛症的克星。但对于气血津液不足的虚证是否有好效果呢？

洪涛这时大脑突然一下子没有任何病名的概念，他想起自己在河南老家，当天干物燥时，大家要打到地下数十米去将水摇上来，就可以饮用，灌溉庄稼。

人的地下水不就在脾肾吗？

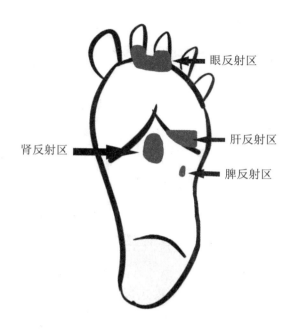

眼反射区

肝反射区

脾反射区

肾反射区

脾乃水谷之海，肾乃众水所归，藏精之处。中医也讲脾虚则九窍不利，肾虚则眼目无光。

想通这点，洪涛心中一喜，所谓有思路就有出路，这种自信的心情，让患者心安神定。洪涛放下按摩棒，直接用自己的双手找到基婶脚部脾肾的反射区。

因为按摩棒的刮法是疏泄，用手的按揉法却是补益。大力就是疏泄，小力就是补益。

按揉完脾肾反射区，洪涛又帮基婶做眼部的反射区。

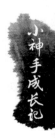

只听基婶欢呼说："我眼亮了，黑影消失了。"

医院的专家医生都以为希望渺茫。结果，在这里基婶看到了曙光与希望。

基婶高兴地说："小伙子你帮我治好了眼睛，我该怎么答谢你。"

洪涛笑着说："你的眼睛明亮就像旧线路被搭通，能亮一阵子，想让它长时间亮下去，就要常维修或换新线路。"

基婶说："我身体这些神经线路都老了，如何能换？又该怎么维修呢？"

洪涛说："你常常搓脚底板肾、脾、肝、眼，就是在维护修理。你到功夫堂去练南拳北腿，那便是在易经换骨，重塑体质，更新线路。"

结果基婶带着小孙子，晚晚都到功夫堂去练功夫。

本来晚上带灯都看不清路的，现在基婶不用带灯，都可以带孙子往返功夫堂。

小神手训

所谓道在日常，百姓日用而不知，我想不到一个鼻眼口干涩症，甚至老年人皮肤差、皱纹多、眼睛花，居然可以用如此通俗易懂的摇井理论来解释对治。

如果不是洪涛平时做事认真细心，积下了功夫，断然不可能在那么短暂的瞬间想通这个理论。

透过摇井这个现象，领悟华佗所讲的"人体动摇则谷气得消，血脉流通，病不得生"的养生本质。

这样一通百通，洪涛居然将按摩棒当作摇水棒，把患者脾、肾反射区在足底处，当成井口，不断地点按揉动，气血津液，就涌满奇经八脉，涌上五官七窍。

这时眼得血能视，鼻得血能嗅，口得血能润，耳得血能聪。

正如田地得到充足的灌溉，就一片生机

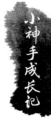

盎然。

将这些突发奇想立马运用于实践，取得理想之效，无疑给所有足底反射疗法师打了一支强心针，无疑创新普及了足底反射疗法的教法，无疑是给反射疗法添砖加瓦、升层增高。

站在这些道的高度上，你将望得更远，认得更准。

当你身处错综复杂的街巷时，就像眼、耳、鼻、舌那些复杂的病名，很容易迷路迷失。

可当你像航拍一样升上高空，这时十街九巷尽收眼底，迷宫般的街道，一目了然。

国家不必刻意去教农户如何种菜，只需要将水利兴修好，保障农户灌溉无忧，那么每家每户自然丰收，各式各样燃眉之急也迎刃而解。

古语有："水利兴则农业稳，气血足则百病除。"

水利不兴，农业不稳。气血不足，百病欺负。

洪涛能够从旱地农业灌溉，悟到人体气血

流通敷布，从而绕过这些病名的表象，直取病机的本质，一下子就具备了中医治病必求其本的精神。

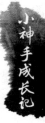

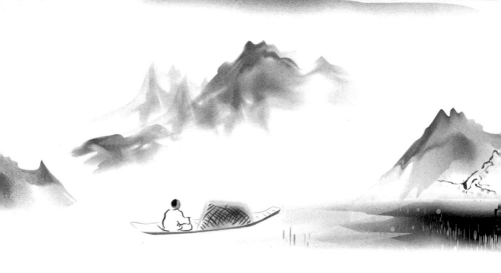

12.
慢火煲汤理论

广东人有句话叫"慢火煲靓汤"。

凡是难消化的药材、食材，先用武火煮开，再用文火慢煲，经过时间的累积，煮得无比软烂。

而人体的各种食积、增生、囊肿、肌瘤、积液，就好比锅里的食材一样。身体的阳气不够就无法将它们彻底煮化。

知足堂来了一个妈妈，送来张凳子答谢。

我问："谢什么呢？"

她说："我孩子非常不爱吃饭，我都买了菜谱来做给他吃，他都爱吃不吃。前几天偶然路过，孩子进去被按脚后，回家就喊肚子饿。我今天要来学习这摸脚，比我去学习厨师做菜强多了。"

我听后心中一乐，千方百计把菜做得好吃，都不如把孩子变得非常有胃口。

让一个孩子赞叹食物，最好的方法莫过于让他饥肠辘辘，消化彻底，这样吃嘛嘛香。

所谓渴时一杯如甘露，饥时米面赛山珍啊！

洪涛便说："按摩足底哪个反射区应该不是最重要的，最重要的是要把整个脚底板做红做暖做软，而且要持久地红暖软。"

我听了耳目一新，便问："你是如何领悟到这个诀窍的？"

洪涛说："我在农村烧过柴火，不管用柴火煮饭或烧水，你想凭借两三根柴点着火后把饭菜烧熟是不可能的。不添柴加火，想将锅底烧红、水烧热、米饭烧得松软可口是不可能的。"

大家听了都乐哈哈说："这个比喻太好了，小孩子肚子里有食积，就好像消化不了半生不熟的食物一样。"

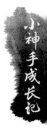

不是厌食积滞顽固，而是你的阳气不足。

不是米饭难熟，而是你锅下的柴火不足。

我看打铁匠拉好风箱，连生铁都可以煮熔。

人的肺像风箱一开一合，给五脏六腑新陈代谢提供能燃烧的氧气。

脚底板上的按摩，摩擦生热就好像钻木取火，锅下燃烧，病人口鼻因为足底按摩后，几乎肺活量都会变大，吸气纳气会更深，更长，更饱满。

这样不要说是食积、痰湿，就连结节、脂肪瘤、囊肿、血尿酸，通通都会被逐渐煮透、煮软、煮化。

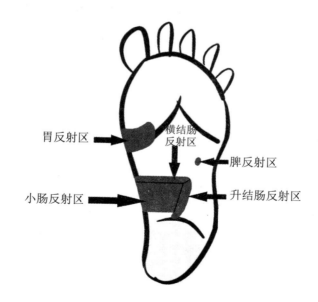

我看到洪涛这副一切恶疾结节都是纸老虎的霸气，为之点头。病可以很难对付，但你攻克它的自信必须无比高涨。

做人不怕百战不利，就怕灰心丧气。就像慢火煲靓汤一样，不管食材有多么难消化，我会用爱的火把，耐心将它融化。

大家都跟着洪涛做肠胃反射区，不管有无食积，做了胃口更好，吃饭更香，干活更有劲。

 小神手训

触目不见道，运足焉知路。

我认为洪涛这个慢火煲汤理论是见道之语，将整个脚底板做红做暖做软，五脏六腑燃烧杂质功能大为提高，身体健康系数必然飙升燃爆。

所以我必须逼洪涛要做出好案例，悟出好原理，悟不出就不要吃饭。

洪涛笑着说："被曾老师这么一逼，我一百八十斤的体重，一下就变一百六十斤了，曾老师这招逼字诀才是真正反射疗法。"

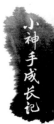

我笑着说："人不学不明理，人不逼不成器，那些惊世武器，神兵利刃，无一不是经历千锤百炼。"

我看到大部分的足疗师，他们活得不够自信，他们按起脚来心中无谱，口上就没底气，手上就缺乏后劲。

那这张"谱"就是行军打仗的地图，也是崎岖山路的导航。

所谓理通万事融，你能圆通这数十个理论，你心中就有谱了。

所以洪涛，一个人必须有大目标，才有大动力，为个人温饱计，不过是小目标，为整个足疗界兄弟们以及天下苍生寒暖计，方是大目标。

所以你必须修成出手能愈病，上台可讲学，拿笔能写作，著述令观者莫不皆大欢喜。

前面三点做到都没什么了不起，第四点你能修成就高了。

而你今天的红暖软三点诀窍无疑就有振聋发聩，让人耳目一新之感。

而你更加上持久的红暖软，这无疑是妙笔生花，画龙点睛。

　　所谓初心不难于勇锐，而难以持久。

　　短暂的红暖软，没有什么了不起，持久的红暖软，方出大效果。

　　所以我听后都块垒消融，疑团顿释。

　　因为这个理论好像灯塔导航一样，人不管目标再远，路程再长，你心中有了谱，到达只是时间上的问题。

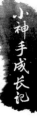

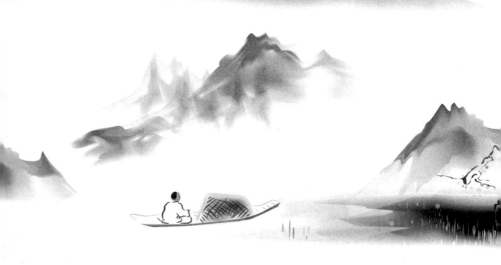

13.
锈刀磨亮理论

家里常有一些多年没用生锈的刀器，把刀器放到磨刀石上，反复打磨后，刀又恢复了往日的光亮。这叫刀不磨不亮。

人体的面斑、暗斑，就像刀具锈迹斑斑一样。

只需要在相对应反射区上做推按，不论老幼男女，凡能坚持者，不管是按者还是被按者，脸上、手上都会变得干净、透亮，色素暗斑变浅，乃至逐渐消失。

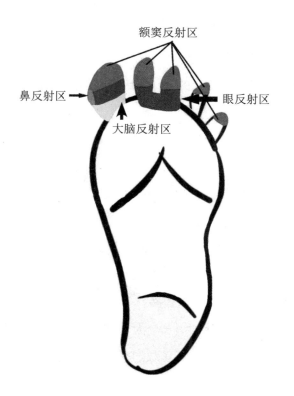

额窦反射区

鼻反射区 →

← 眼反射区

↑
大脑反射区

　　16 岁的小悦，脸上长了痘痘，难看又难受。老是戴着帽子、低着头，不敢跟同学相视。

　　当她第一次来知足堂时，洪涛就想，脸上长痘，我就把她十只脚趾的头面反射区按到光滑松软。像打磨玉器一样，肯定她面部血液循环会更加通畅，这些痘痘或痘斑就会像大扫把扫地一样，垃圾被扫走了。

　　结果花了好几天的时间，小悦的痘痘就像早上的星

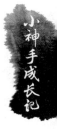

小神手成长记

星一样逐渐隐去了。

小悦高兴地跳起来，要跟洪涛学习手足反射疗法，因为自己看到了脸上的变化，大受鼓舞。

现在帽子不用戴了，人走路也昂首挺胸，阳光自信，完全换了个人，连平日她老喊颈酸疲累的问题也没了。

我突然间想到，原来一个人疲劳、颈椎压迫，与他自信丢失分不开关系。

一旦找回自信，他的头仰得比谁都高，像雄赳赳、气昂昂的斗鸡一样；一旦失去自信，他的头垂得比谁都低，像没遇到太阳的向日葵。

今天洪涛让我领悟一个大道理，人的颈椎、痤疮问题，跟他长期干自己不喜欢的事，或自信心大受打击有直接相关。

小悦问："涛大哥，你能否教我如何把我奶奶面上的斑做掉？"

从小到大，奶奶最疼小悦了。

洪涛这时想起自己在田里杂草丛中捡到一把锈迹斑斑的长镰。洪涛用磨刀石去磨，不到 10 分钟，镰刀锃亮，割草快得比新刀还厉害，怎么也不敢相信它曾经生锈得惨不忍睹。

中老年人面上色素斑沉积、暗斑、黄褐斑不正像久不打磨的生锈镰刀吗？

刀不磨不亮，人不磨皮肤怎么发光？

于是，洪涛将这番感悟与按摩手法全套交给小悦，小悦认真地学。

上午学完，下午就帮奶奶做。结果奶奶面上的色素沉着，就像生锈的镰刀，碰到刀石一样，居然一点点变淡，一片片消融。

邻居都莫名其妙，这老太太吃了什么灵丹妙药，怎么像老树吐嫩枝一样翻新了。

看着邻居们疑惑的表情，我一点都不觉得有什么神奇。

因为对付这些暗斑色素沉着，手足反射疗法简直就是他们的天生克星。

好比家里有只猫，家里的老鼠会躲得远远的，一溜烟就不见了。

而面上这色斑，无疑就像老鼠一样，当按摩棒这只猫出现时，它们就只有逃跑了。

所以你会觉得猫捉老鼠很新奇吗？

而我觉得新奇之处却是知足堂洪涛培养猫的速度未免太快了，把失去信心的小娃子，转手一变就成为一个

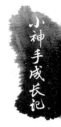

斗志昂扬，有招式有方法，孝顺老人的小天使。

我不关注如何将一个低迷的人变得乐观，我专研究怎样将一个丧气的人，变得充满阳光正能量，并能将自信快乐带给更多丧气的人。

 小神手训

不管是孤苦老人，还是留守儿童，我看洪涛做每个患者，都专注认真，就像打磨一件珍贵玉器一样。

石印村的秀姨同我讲，曾老师，太感谢你这群学生，他们帮我把腰酸背痛按好了。

我听说你们要找老屋办书画堂，让那些放假放学的孩子们不用迷电视玩手机，可以在堂口上练书法写字，你能否来到我们石印村办，我给你们找房子。

我听后心中不禁一喜，可见人心换人心，八两换半斤。

你肯舍力多少去帮大家，大家就愿意舍力多少来帮你。

所以当洪涛带领小神手们，在知足堂像打磨玉器那样按脚时，他们已经不是一个简单的摸脚工了。

　　他们是在传授方法道理，传递精神恩情，他们是老师，不是工人了。

　　他们在借术传道，他们在用术立德。

　　不取患者分文，德行也；减轻患者疾苦，功劳也。将这些心得凝练成文字，绘成图画，普及千家、欢乐万户，就是在著书立言。

　　这样德行、功劳与言论合一，不就是千古圣贤都共同追求的功、德、言三不朽吗？

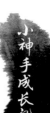

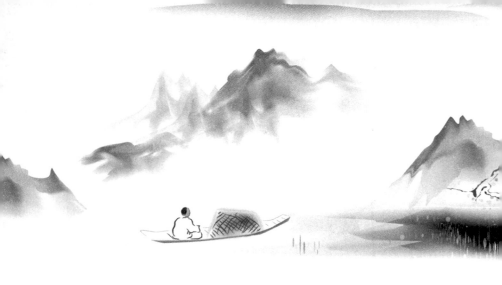

14.
滴水穿石理论

石头乃天下间刚硬之物，水珠乃天下间柔软之物。而在岩洞滴水下的石头，却纷纷穿孔。滴水可以穿石也。

力量虽然微小，但持久地叠加，却势不可挡，故曰，以柔克刚，乃是王道。

在相对应的足底反射区用按摩棒戳，点按打碎足底结节、条索、包块。

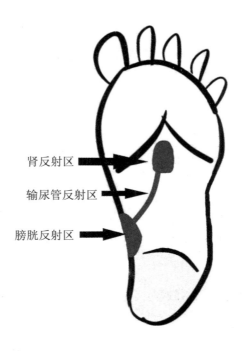

肾反射区

输尿管反射区

膀胱反射区

　　揭阳一位患者早早给知足堂送来了香菇、木耳、紫菜、笋干。

　　我问："怎么回事？"

　　他面带笑容说："前段时间结石，拉尿刺痛，正想上医院动手术，突然想起神手能用足底反射疗法镇痛、排石。于是我用手机搜出反射图，再用棍棒去点按，痛得心烦意乱，逐渐变得没事了。我干脆连续把脚底板统统用棍棒戳通，按照你微信公众号上的扫帚

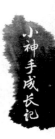

大扫除理论和趁热打铁理论。那些碎石像游动的鱼，排队屙出体外。我平时吃黑木耳，还大量饮水都没这效果好。"

我听这位患者详说后，心中一喜，告诉他说："不是前面那些方法没效果。前面是在造水，后面这一棒棒戳就是在推船。"

足底反射疗法居然可以打碎疏通结石，而且患者自己就解决了自己的问题。我不得不跟大家公布这一好消息，让那些痛得打滚的结石朋友，手足无措时能找到一根救命稻草。

我便把这一案例做教学，问洪涛，你能否从中提炼出原理理论。

洪涛想了一下，自信地说："我看人体的管道很像河道水沟，用机器打散后，大水一冲，就能排走。人体石头凝结沉淀，有点像河床积沙。用按摩棒戳通脚底板，就好像打散板结河床一样。这时再加大饮水量，如同发大水一样，那些被粉碎的泥沙样结石很快就能被冲出体外。"

我拍手称赞说："不愧是洪涛，学医不仅要有工程师的巧思，更要有愚公移山的不弃精神。"

假设揭阳这位结石患者，他知道这个反射疗法，却没有不间断地点按脚底板，很难起到这番效果的。

世上并无难去除的病灶，只有你中途放弃行为。

这个案例大大加强了大家面对疑难恶疾的信心力量。没有不可以，只要不放弃。

小神手训

世界上最幸福的人，一个是觉悟者，另一个是对觉悟者紧跟不舍的人。

当我在微信上分享了神手成功治疗尿道结石的案例后，这位揭阳的结石朋友虽与神手速未谋面，他看到我公众号上的报道做出了以下三种行为。

第一，不怀疑，他没有怀疑足底反射疗法，相信这中医外治法的力量。

第二，他不夹杂，他看神手帮患者做完足底反射区后，让患者吃饱满水，从三楼沿着楼梯一级级跳到一楼来，自己也按照这方法来做，没有夹杂其他任何东西，就连与外人应酬这些闲事琐事通通断除，不夹杂其间。

第三，不间断，他拿按摩棒戳自己脚底板，一

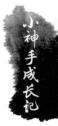

门深入，密集点按，从朝到晚，从晚上到睡眠。

所谓你认真了，世界都会为你让路，你真干了，病邪的顽石都会像黄豆遇上石磨，水果碰到榨汁机一样被打成浆粉，不复存在。

我赞叹足底反射疗法，我更赞叹揭阳这位患者，不怀疑，不夹杂，不间断的精神，一门精进，长期点按。

试想下，木棒持续钻，可以钻出火花，绳索慢慢锯，能锯断巨木，水珠小小滴，可以滴破花岗岩石。

一个人如果能不怀疑、不夹杂、不间断，世间断无不可能之事。

所以洪涛与知足堂的小神手们，你们的意志精神力，千万不要输给揭阳这位结石患者啊。

他已不是患者了，是来给我们送案例的贵人。我认为不是按摩棒粉碎了结石，不是那张反射挂图将结石卷走，而是患者背后的精神意志力。

当结石碰上鸡蛋，鸡蛋就会一败涂地。当结石碰到了榔头，锤子，不屈的精神，它只有被粉碎得无影无踪。

　　有了这精神意志力催动的小木棒，它将像孙悟空的金箍棒，所过之处，妖魔鬼怪，纷纷退避三舍，莫敢撄其锋。

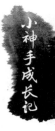

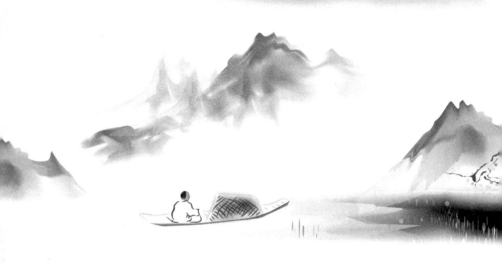

15.
开山凿泉理论

荒山一片赤黄，要绿化就要挖井打水，滋润山脉。

这样干燥消失，草木繁衍，树木葱葱。

对人体而言，高耸的手指脚趾为山，低陷的手指脚趾又为谷。泉水一般在低谷，人的手脚像五指山。

气血津液不足，就像山干燥没泉水，干燥日久，就会起山火，这叫燥盛起火。

而按摩手掌脚掌，就像在低谷凿泉眼，久凿水涌，水涌则火熄，干燥得平。

我们今天收到饼干和水果一箱。化阿姨说："我要帮你们将知足堂装修一下，让那里拉上电，通上水。"

我笑着说："你的好意我先谢过了。"

化阿姨说："我这个顽皮的孩子，几乎月月都扁桃体发炎，一发炎就化脓、高烧，只能到医院输液，花几百块无所谓，打完吊瓶后，孩子胃口差。这次带孩子来按了1次，回家去当天量体温就降下来了，按了3次居然就好了。我都要来学习啊。"

我听化阿姨说后，高兴地说："你要来学习，我们来者不拒，礼物我收下了，但替知足堂装修心意我领了。"

我之所以找人家废旧的老祠堂，没电没水，不是没条件，而是要给小神手学生们去历练。能在如此简陋的小村落打出一片天地，再到条件好的地方去，就如虎添翼了。

我随手向墙上一指，那里正有一首知足诗。

畏寒时欲夏，苦热复思冬。妄想能消灭，安身处处同。

草食胜空腹，茅堂过露居。人生解知足，烦恼一时除。

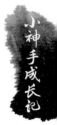

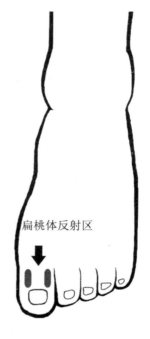

扁桃体反射区

化阿姨盯了好久都不解其意。

我解释说："一个人在冬天寒冷时却说夏天温暖多好，一个人在夏天苦闷热时说冬天多凉爽。只要这些妄想能消除，冬天夏天都很好，小山村与闹市一样快乐。若于闲事挂心头，便是人间好时节。"

一个知足堂的人，他只要真知足，他当下已经圆满，一无所缺。一个真知足的人，他有一小片立锥之地，他都会涌现出无限的感恩。所以知足才是解决烦恼的钥匙。

化阿姨听后不断点头，竖起大拇指说："我孩子可以请你教吗？"

我说："好，晚上7点半，龙身广场兆英楼，风雨无阻，不见不散。"即便除夕之夜、大年初一，这里的学生都坚持锻炼，将锻炼做新年的最好礼物。

我问洪涛："你能否想个理论解释这个急性扁桃体发炎的小家伙，为何单靠按脚能按好？"

洪涛想了一下就说："脚上有扁桃体反射区，此其一也；按脚能引火下行，此其二也；足底按摩后，经筋通畅，郁结消散，炎火自平，此其三也。"

我笑着说："你说这三点都是专业理论，还不够大众化。"

网上一个锐东的朋友，他发了一个开山凿泉理论给知足堂，说这些咽炎口腔溃疡，就像火焰山一样。人的手指、脚趾就像五指山，山会干燥，是气血津液不足，泉水没有凿通。而按摩手指、脚趾，就像在山脚下凿泉眼，水足了，火就慢慢平息。

当我看到网友悟到的这个理论，我不禁鼓掌称妙，原来知足堂不仅出现了一个洪涛。

知足堂还全国开花，后继有人啊！

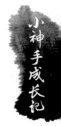

小神手训

一个骨科医生到知足堂，经洪涛点按调理后，惊讶地问："小伙子你究竟学了多少年？"

洪涛笑着说："从神手到五经富来，我跟他学到今，不过个把月。"

这医生更惊讶说："怎么可能在这么短时间内学到如此精致娴熟的手法？"

洪涛说："曾老师教导说每个人到知足堂来，你都要当作师长来检验你的水平。不能半点留力，必须全力以赴；不可丝毫分神，必须全神贯注。"

骨科医生点头，果然名师出高徒，高要求才出高品质人才。

我曾经读藏传佛经，里面一位大士讲，杂有绮语诵一年，不如止语诵一月。

意思是你夹杂了闲言碎语，妄想纷飞，诵一年经典，所得到的利益，居然比不上那些止语用清净心去诵经一个月的人。

所以修学不仅在拼谁的时间长，他更在比谁更用心专精，无杂念。

所谓百斤的破铜烂铁，怎么比得上一斤的纯净真金。

所以洪涛你用纯洁无瑕的心去修一个月，绝对要胜过求名图利的心去诵一年。

你用《大医精诚》所讲的无欲无求的心，去修一年，所得的长进，绝对不亚于专业人士带着不求名闻利养的心去修十年的造诣。

如果你熬成老油条，失去了初心，你可能会不如一个初入门的小娃子。

耐心、细心、信心、热心、恒心，五心齐具，你就能造出世人仰望的大成就。这五心圆通，无事不成。

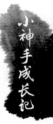

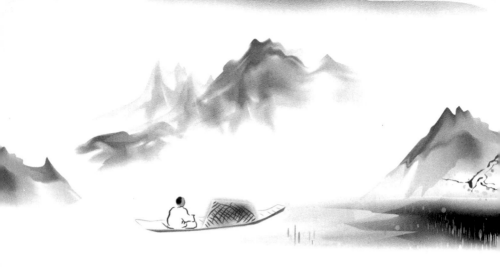

16.
电梯升降理论

数十层楼的电梯，你只要从地下室一按，电梯自动降下来。

人的脚上各反射区，就是五脏、六腑、七窍的地下室按钮。

木兰姨长年在城市里带孩子，腰肌劳损，腰痛得蹲都蹲不下去，过年大扫除，都束手无策。

我说:"快到石印村知足堂找堂主洪涛,他帮你点按几下,这个年你就过得轻松充实了。"

谁知木兰姨说:"我已经到外面大医院做了很多次按摩理疗,你看这皮肤被艾条烤黑了都没好。"

我哈哈笑说:"你不要小看知足堂这些年轻人,他们撸袖口加油干。俗话说乱拳打死老师父,说不定你今年赚到了。况且他们只是在你脚底板上戳戳按按,只有好处没有坏处的。"

谁知我第三天路过木兰姨路口,她兴奋地跑来说:

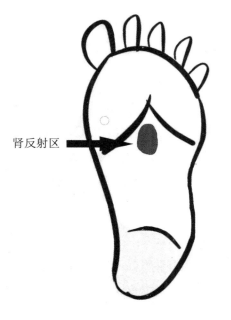

肾反射区

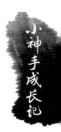

"曾医生，你看我的腰痛好了，中午你无论如何要在我家里吃个饭，我做好饭菜请你。"

我笑着说："心意领了。"

木兰姨高兴地说："等等，我拿两包上等的高山云雾茶送给你。"

我笑笑答复说："家里的茶多得三五年都吃不完。"

我将这件事告诉洪涛，问他："你当时怎样将她腰痛按好，能否说个理论，解释解释，帮助大家拓宽思维。"

洪涛想了下，人体脚底板有周身所有脏腑的反射区，等于它具备调节身体脏腑的功能。

解开人体病苦的锁匙不在天涯海角，居然就在你的脚下。

我曾经在地下车库等电梯，电梯却停在楼层中间，我在地下室一点按钮，电梯就徐徐下来。

病人腰痛，腰为身体中央，我就在他脚底板上腰、肾反射区反复点按，做到他腰部会发热、发汗。

曾老师讲过，通则不痛，一发热、发汗，腰部松通，病痛就下移消失了。

大家听了都点头，如此通俗易懂的道理，又能解决实际问题，真是有水平有悟性。

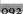

小神手训

洪涛悟到这个电梯升降理论，就是《黄帝内经》讲到的上病下治原理。这不是空穴来风，我以为腰者转摇也，它像摇水棒一样，你久不摇动、扭动，你就生锈、僵硬。

所以急性腰痛，足底反射疗法能当下除，而平时加强运动，自我训练才是长久健康保障。

这个上病下治的电梯原理，给我们不仅是按脚愈病，更多是注重手脚养生。对于所有动物来说，手脚大都是贴地在下。

所以上病下治的真实道理是，头面躯干的问题要到贴地的脚上去找原因。

这也是手足反射疗法的奥秘所在。

我没有从其他任何书看来这个理论，是我有天在田园习劳之余，自动跪膝，将双手放在地上，用手把田园的泥土捏碎，方便庄稼吸收。

我发觉头顶无比轻安，脏腑那些营养物质居然自动消融得像我捏碎的这些泥团一样。

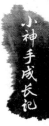

我豁然大悟，我这不正是在上病下治吗？我这不正是在内病外治吗？

　　所谓百种弊病皆生于懒，万般良药莫过于勤。没有手脚的勤劳，脏腑如何安乐。一个人要心神安泰，手脚勤劳，这样健康快乐，幸福就纷至沓来。

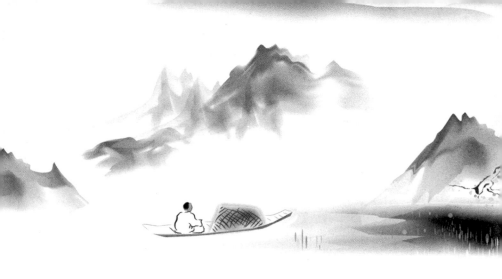

17.
石磨豆浆理论

　　一粒粒坚硬如石的黄豆，放入石磨，一经旋转，碾压摩擦，豆粒纷纷被磨成粉末，用水煮成豆浆，被人体吸收，化生气血。

　　人体的结节、包块以及很多病理性物质，经强大的按摩棒点按反射区后，它们一一被分解，为人体吸收。

　　收杂货的军叔，周身上下有数十个脂肪瘤、体型肥胖、手脚僵硬，上下楼梯都喘。

逢新年之际，到处有杂货可收，军叔居然像换个人一样，步履如风。

大家都奇怪，平时都弱得像病猫似的，为什么现在猛得像老虎？

我在山脚下遇到军叔，军叔递了200块钱过来。

我开玩笑说："铁公鸡什么时候变大方了，大家都说你是一毛不拔，十指伸出，只往自己身上拿。"

军叔笑着说："别讲笑了，我是认真的，无论如何，你要替我交给你学生，他们出力出汗辛苦，应该收到报酬。"

我问："怎么回事？"

军叔说："我听说有不要钱的按摩治疗团队，找你学生帮我戳脚底板。我弯不下去的腰，现在能轻松弯下去了。回来后我自己削了一支木棒来戳脚底板。原来我身上的脂肪瘤，小的消失了，大的变小了。"

我看了高兴地说："你不要见好就收啊，宜将胜勇追穷寇，未可沽名学霸王。"

军叔哈哈笑说："我吃了多少钱药，都像打牛皮样打不入，现在给我找到这些脂肪瘤血糖的死穴，我怎么会放过它呢？"

我笑着说："红包我就不收了，你以后收杂货，遇到有废锄头、铁耙、篷布，你给我载到农场来，我会给你补点车油钱。"

我深知人情不讨，人情永远在，人情一讨，人情就完了。

这是我坚持不拿患者一分钱的道理，你有本事绝技在身，到天下去，任他人随手奉送，都衣食无忧。你若没本事，你现在收患者再多红包都没用。

我美滋滋地问洪涛："快琢磨个道理出来，为什么军叔身上这些结节、包块经过推按后居然变小、消失了。"

洪涛说："师父，我来试着解释下，你看行不行得通。"

"以前我用过石磨，一把豆粒放进去，经过反复旋转，重力碾压，大块粒的黄豆就变小块粒的豆碎，小块粒的豆碎变成豆渣，微粒豆渣就化为豆浆，煮开后为人体无障碍吸收运化。"

"我想到患者脏腑经络所有结节堵塞都可以在脚底板上找到反射区。而我把脚底板当成石磨的底盘，那些反射区的结节、条索，我纷纷把它们看成黄豆粒。而我手中的这条按摩棒就是石磨的上磨。一旦按摩棒与脚底

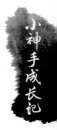

097

小神手成长记

板结节接触，就像石磨上磨与下磨紧密相贴一样。我再用内力一搓动，使按摩棒紧贴脚底板，来回圆圈旋转，好比砂轮机打磨玉石一样，这些结节被软柔打散后，身体的包块也逐渐松通分化。"

众人听了都茅塞顿开，我笑着说："虽然讲得很形象，但还欠点。除了磨碎结节外，是不是脚底板还因摩擦生热呢？不仅把结块磨碎，还同时有加热煮温的功能。你不仅将豆粒磨碎，还好人做到底，将豆浆煮热。给脏腑调好了一锅热气腾腾靓汤啊！"

大家听后纷纷鼓掌，明白这个石磨豆浆并加热的理论。

再碰到脚冷痛的糖尿病、脂肪肝、包块、囊肿，学生们信心大涨，不以为这是不可能驯服的疾病。

它不过需要足够的方法、时间与耐心而已。

 小神手训

所谓火车跑得快，全凭车头带。

所以训弟子不如训师父，练兵不如练将。训出一个好师父，源源不断的好弟子就会笋般涌现出来。它会像春节放烟花那么灿烂。

所以我对洪涛的打磨教训会比普通学生大十倍。

我叫他要笔录早晚课，一日写掉半支笔。当年我在任之堂跟师学期，未尝一日写少过一支笔的。我的手指头都会因拿笔长茧。

我虽然没有专门练推拿，但可以轻松做到力透指尖、入木三分。

我叫洪涛知足堂365天早上9:00—10:00都必须开业，鼻塞、感冒都要治，这叫轻伤不下火线，小病训练中消。非但不能下，你还要上场犹如火烧身，像救火那样迫切去救人，你的技艺提升会像箭那么快。

专注的极致是做反射疗法时，只有将你的心跟患者身贴在一起，外面噪音听不见，脚上脏臭闻不到，这种精诚所至，金石都会为之开。

这也是知足堂，功夫堂"只练不说，只干不讲"的堂训要义。

空谈误国，实干兴邦。

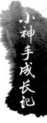

中午必须沉睡充电，下午4:00—6:00到农场挥汗如雨。

功夫自吃苦中练出，境界从吃亏中提高。

一堂之主既要有爬山开拓进取的气魄，又要有农耕犁田吃苦耐劳的精神。

所谓耕牛精神必须有，猛虎魄力不可无。

晚上7:30—8:20功夫堂里，数十人济济一堂挥汗练功。在这里只有暖春，没有寒冬，只有热情澎湃，没有冷若冰霜。我每天晚上还要检查学生砭石，按摩棒点戳反射区的水平。

欲得灵机巧论，须从强大体魄中来；想要奇思妙想，先从锻炼意志中求。所谓身安而后道隆，精神满壮，而后灵感飞扬。

就像湖池宽则游鱼众，天空阔则飞鸟多。

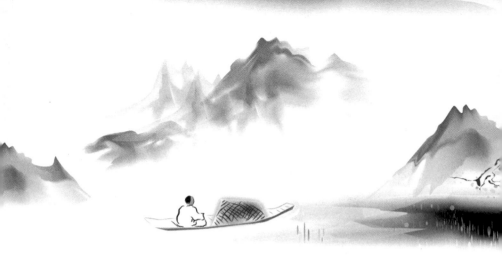

18.
清理沟泥理论

　　田园里的沟渠若有淤泥堵底，一方面容易堵塞，另一方面存不住水。用锄头、大铲将沟底淤泥清掉，马上沟水通畅，存水也多。

　　人体的前列腺和肛门位于身体下面，久坐容易淤堵。用按摩棒找到相应反射区戳通后，排泄顺畅，五脏安康。

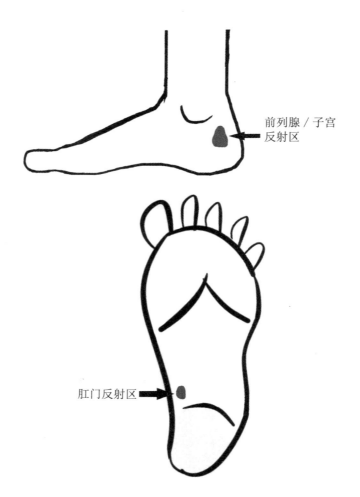

前列腺／子宫
反射区

肛门反射区

大清早石印村一位老叔等了半个小时。

他见洪涛骑着老凤凰自行车来了，高兴地迎上去。

老叔笑着说："怎么骑自行车，我要买辆摩托车送给你。"

大家都很奇怪，一辆摩托车数千块不是个小数目，谁这么快意就舍出去了。所谓无功不受禄，何等功劳，让老叔有这种热情感恩的举动呢?

老叔这才一五一十慢慢道来："想当年我拉尿射到墙，而今一泡尿都尿不畅。前列腺炎! 腰椎间盘突出! 活着好没意思! "

谁知老叔指着洪涛说："这个小伙子，只给我按了 2 次，我腰不酸，尿也不堵了，一下子感觉恢复到十年前健康的感觉。"

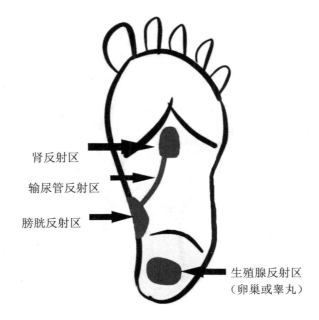

肾反射区

输尿管反射区

膀胱反射区

生殖腺反射区
（卵巢或睾丸）

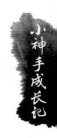

看到老叔讲起话来神采飞扬，和以前得病时灰心丧气比，真是天壤之别。

我说："洪涛，慢性前列腺炎和腰椎间盘突出，都不是容易对付的，你是如何快速帮他调理好转的啊？"

洪涛说："我其实对前列腺和腰的认识都不够深刻。我只想到这两点都如同人的下焦，下焦要排浊。当时我想到河道定期要去除沙，才不会淤积，田沟要经常挖通，庄稼才不会被水浸湿。人体的水沟不外乎是膀胱与肠。我就找到他的膀胱、肾脏、前列腺和大小肠的足底

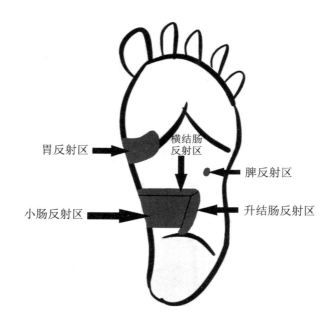

反射区。"

我就想，对了，水沟浑浊的沟底泥清干净后，再流过的便是清澈的水了。

结果，老叔第二天屙尿就顺畅清澈得像打保龄球那么滑利。

我笑着点头说："好个清理沟泥理论，你以前打过工，做过农民，方能这么快速悟到这个道理。"

你不需要特别去了解脏腑组织细胞的结构，你只需要知道正常人体是清气上扬、浊归膀胱，二便通畅，幸福安康。

 小神手训

所谓满腹才，不怕运不来。

看到如此消极冷漠的大叔，居然可以如此大度掏腰包送出他最爱的钱财。

一个人经脉闭塞，身体不畅时容易吝啬、苛刻。相反，如果经脉、排泄都顺畅的人，就开心热情又大方。

身体通畅与否会直接影响心情、文化、态度。

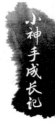

反射疗法师已经不仅在按手按脚了，他在给社会增加快乐幸福指数。

　　我问洪涛："你在知足堂学习什么，教学什么？"

　　洪涛说："学习手足反射疗法，教大家如何按脚。"

　　我摇头说："一个月前你这样答没错，但是一个月后你还这样答就不够品级了。作为堂主，不单要学术，还要学道。要借术传道，借术悟道。患者痛苦，用按摩棒帮他按通，通则不痛，破涕为笑，这是仁，仁者爱人。"

　　知足堂不仅在培养医生，更在培养具有仁智勇的儒医。如果知足堂没提升到仁智勇的价值观，这堂口做到再大，分店再多都会瞬间瓦解消失。

　　如果知足堂处处体现这价值观，就像当下处在没水没电的旧老屋里。

　　因为有了仁智勇，就像有苹果树的一个种仁，最后他长成大树，终将一无所缺，桃李满天下，硕果累累。

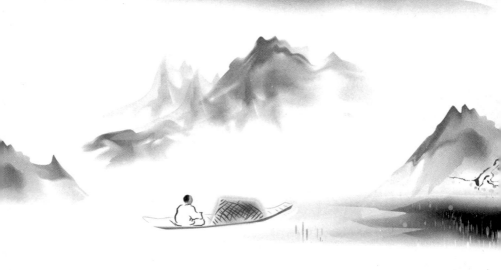

19.
搓洗衣服理论

当衣服变得脏乱臭的时候，拿到水边光放上洗衣粉，那些脏垢不会自动脱落掉。

必须用水反复去搓洗，就像按摩足底一样，衣领衣袖裤脚的污垢，就会纷纷脱落下，变得光洁如新。

所以，脚臭、湿疹单独抹上润肤霜、药粉还不够，再加按摩棒戳按，这些湿气就像衣服上的污垢，遇到洗衣粉的搓洗一样，纷纷脱落下来。

揭西县一位房地产商旺叔脚臭，他常说医生没治好我的脚，我这双脚倒是治服了很多医生。

谁知今天旺叔开着小车来到知足堂说："我在县城里有上百平方的二楼铺面，那里免费提供给你们做知足堂。"

为何旺叔如此大度大方，原来洪涛帮他做完几次脚部反射疗法后，脚臭像风吹乌云散一样。

他又从兜里掏出一个厚厚的红包递给学生。学生不

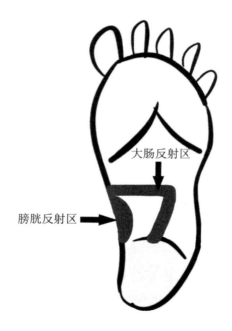

大肠反射区

膀胱反射区

敢违背知足堂堂训，又送还给他。

旺叔很疑惑，问我："我那里可以给你做好一条龙养生馆服务，怎么样？"

我笑着说："在新房里做得好并非大本事，居旧宅中经营旺，方显真功夫。感谢旺叔的好意，等我这些学生能将五经富打造成医都之后，再向县城发展。"

我始终坚信这条道路，一屋不扫何以扫天下？一个小地方干不好，不要轻易图大。自己家乡未建设好，莫轻谈能建设外面了。

近处不能感动，未有能及远者。

为何脚臭香港脚可以那么轻松用反射疗法治好？这支诊疗棒简直就是臭脚的克星。

我叫洪涛琢磨个理论，你一讲出来，使百姓一听起来都明明白白开开心心。

洪涛立马想起五经富镇刘屋桥边大清早的那些洗衣服阿姨。即便用洗衣粉浸泡过的衣服她们都嫌不够干净，可一旦她们将衣服放到溪边用水使劲搓洗后，衣服的污浊自动被挤出来，逐渐变得光洁如新。

洪涛说："我把脚臭当脏衣服，将润肤霜当洗衣粉，将按摩棒当成搓衣服的手。力量不到，脏垢不会自动跑掉。全方位无死角地戳按，双脚就变得干净光洁。

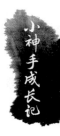

我着重点按下焦膀胱、大肠反射区。所谓下水道通畅，一家不臭。"

我听后点点头说："这个悟性不错，自己懂并不是真懂，你能让大众一听就明、一听就懂，那才是真懂。你能够再教患者多去赤脚走路，脚臭的问题就可以彻底解决了。脚臭的问题，大都是接地气少了；人脾气臭，是跟老百姓接触得少了。"

所以说接地气，少病气。圣人无常心，以百姓心为心。

小神手训

脚臭这个令人心烦、难以摆脱的问题，在足底反射疗法面前居然是如此不堪一击。

一般的洗脚，只能洗肌肤表面，而深层次地搓按，却可以将身体的脏毒都排挤出体外。

所谓邪去则正安，用什么能将邪浊排出体外？

我认为一个出色的手足反射疗法师，他应该具备练就五种力，才能层层深入，从筋骨到肌肉血脉，再到皮肤，层层将病邪推出体外。

哪五种力呢？

一练强大力。当你手无缚鸡之力，一件衣服都洗不干净，如何帮患者排病。

二练持久力。天地间并没有难抹干净的桌子，只有不肯用心、没耐心去抹的人。

三练温柔力。按摩的力太暴力了，会伤人，但太没力，无痛不痒又没效。洪涛能够做到皮肉嫩滑者小力，皮肉刚硬者中力，皮肉顽固者大力。因人施力，总以患者舒适为度；辨证用力，让病邪排出为要。

四练均匀力。为病人调病，自己要心平气静，呼吸均匀，才能给患者带去平安幸福吉祥。所以古籍讲呼吸躁急者命短促，吐纳均匀平和者寿绵长。

五练渗透力。力透纸背，是精神足的表现。入木三分，乃魄力大的行为。洪涛他可以在农场一锄头下去，锄头可以没顶。当练出渗透力后，就能轻松由表知里，深入病灶，挤出病气。

难怪一位领导干部对我说："曾老师，你那个徒弟我一去必找他，因为其他人按一个小时，我觉

111

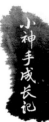

得不如你那个叫洪涛的小伙子做 10 分钟。"

我说："是啊，这小伙子的双手已经练到'人肉甩水机'的境界了，尤其他的拧劲我很喜欢，他用拧劲来拧脚脖子，对于三阴经的湿气就像脱水机脱水一样。"

我认为只要知足堂今年能带出 10 个像洪涛一样的小神手，这个破旧的百年古祠堂天天都会人满为患。这种门庭若市的境况，后面必须是有过硬的功夫作支撑。

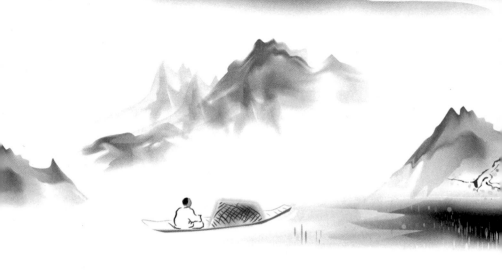

20.
蒸馒头理论

馒头遇冷后会收缩，皱巴巴的。通过加足火力，灶炉一暖，热气腾腾，馒头吸足阳气，很快就饱满起来，变得光亮动人。

而人体因为年老阳气衰，长皱纹。这时通过按摩棒摩擦生热，相应头面反射区膨胀，面上就饱满光泽。

深圳一家开旅馆的老板娘林太，她找到我说："曾医生跟你商量件事好吗？"

我问："什么事呢？"

林太说："你看我的脸，原来面上的暗斑与鱼尾纹现在没了。"

我说："那太恭喜你了，容光焕发。"

谁知林太却说："我面好了，只是我自己好，我的圈子有巨量的皱纹面斑人群，你能否认把学生送到深圳来，我提供铺面堂口，吃住地方，并且保证人员你们做不完。"

我一听心中乐，为何足底反射疗法，可以收到如此好的美容去皱效果，我是不是要在五经富开家美容堂呢？

所谓肥水不流外人田，先让五经富镇的人们容光焕发再说。

我就问洪涛："你是如何让他帮助林太精神焕发的呢？能否琢磨一个普通大众，都能领会接受的道理出来？"

洪涛说："当时我心中也无底，突然想起皱巴巴的馒头变得饱满松软光泽，需要回炉加热，馒头吸饱满气就膨胀，立马圆润无皱。于是我把患者的头面看成一个大馒头，将她的脚底板看成锅灶底，按摩棒一戳热足底，就如灶底生火一样。"

我听后点点头，欣慰洪涛能将摩擦生热与上病下治和经脉传导、热胀冷缩理论结合，还取类比象，不单自己自信饱满，更将这种自信传给了除斑去皱的美容师。

火力先从涌泉足底冲，涌泉冲破渐至膝。

膝上缓缓到膝底，膝底蒸热暖心胸。

心胸温和有火力，上蒸头面不须疑。

头面膨胀就饱满，斑迹皱纹纷纷去。

一个人自信昂扬，并非多么了不起，但他能将自信光芒带给更多人，这是真了不起。

 小神手训

当我看到洪涛两个大拇指都抽筋了，还排十几个人等他，他仍然坚持用手的龙头、凤头点按，不轻易用按摩棒的精神。

我笑着说："真肯吃苦耐劳，虽修学短暂，后起之秀必顿超前辈。"

若能越搓越勇，即入门尚早，初生牛犊，将征服恶疾。

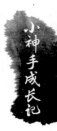

结果高血糖、高血压居然都被洪涛降下来了。就连周围的领导干部都慕名而来，要给知足堂提供书桌、椅子。

不靠广告靠口碑，只有三个字可以做到——得人心。

骆师兄在珠三角的养生馆亲自驱车过来，体验后感叹说："曾老师，洪涛是将才，千军易得，一将难求，为了知足堂，你千万不要那么快放他走啊，若到我们珠三角养生馆那边，必是高薪待遇。"

我哈哈笑说："何知首辅宰相，常怀济物之心，何知拜将封侯，独挟盖世之气。"

一个人是不是将才，其实一看就知，如果他能为学绝技，吃尽苦头，经历九九八十一难，能称得上干将人物。

但干将与大将比还差一层纸，这层纸就是能否有济物之心。若缺济物之心，不过是中等助手。

勇猛精进，能怀救世之念，方是大将风采。

所以我们中国叫大中国，不是出普通中等人才，是有大乘气象，在这大时代能出大国人才，世界担当的人才。

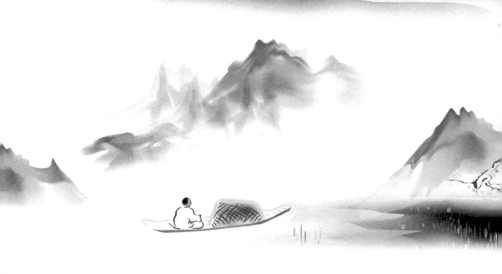

21.
热水洗碗理论

　　凡碗筷有油垢，清水洗之不容易干净，一旦用热水温水浸泡后清洗，碗壁的污垢，轻轻松松就脱落下来了。

　　不需要刻意费劲，碗壁污浊、油渍脱无芥蒂。

　　人体头面暗斑、疮痕好比附着在碗筷上的油渍，通过温水浸泡，在相应反射区，用按摩棒点按，更能排出浊毒，使容光焕发。

十九岁的晓琳，原来脸上痘疮、瘢痕，星星点点，十分难看，用上激光都没根除。

谁知洪涛自信地说："病在头面，排浊在脚。"他居然想到用热水帮小姑娘烫泡双脚，再点按。谁知才几天时间，小姑娘的痘痕由深色变淡色，由淡色变无色，最后脱无芥蒂，干净光泽。

这样很不得了，洪涛虽喜，却面带忧虑。

我说："病都治好了，有何好担忧？"

洪涛说："我算是想明白了，曾老师说一个患者背后有百千个患者。帮一个治好，她的圈子都会来。现在每天都有做不完的病人，他们每天提前一个小时就来门口排队，排不上队的就互相争抢。我想应该做个挂号牌，每天限制在 30~50 个，确实做不完的就只能留明后天了。"

我笑着说："对，命长吃得饭多，不能死撑，我有个小建议，你们做挂号牌时，一号叫一马当先，后面必加一句金言宝语，天马行云讲，做人要现在，当下，立刻，不拖延，不懒散，你的业务一定会像马云一样，一马当先。"

"二号牌叫二龙戏珠，后面再加上的金言宝语是，龙的传人说，要集鱼的鳞，蛇的身，麒麟的爪，鹰的眼，百家之长，方能成就自家的灿烂辉煌。"

"三号排叫三足鼎立，诸葛亮说，要连吴抗曹就能得天下……"

我又问洪涛："你怎么想到温水加按摩棒呢？这个一加一远远大于二的构思结合，能赢得大拇指。"

洪涛说："我们家里以前哪有什么洗洁精来洗碗，但要将碗洗干净，用烧到烫手的水能迅速瓦解污渍，污渍能脱离碗筷。我帮助小姑娘做调理时，一下子就想起面上痘痕疮疤，不正像碗筷油污斑斑吗？所以我想到用按摩棒加温洗，发觉这时脚被泡松软后，用按摩棒戳头面反射区更得心应手，患者更容易容光焕发。"

我哈哈笑说："洪涛已经具备有经营容光焕发美容堂的本事了。"

小神手训

世间没有神奇之法，只有平常之法，平常之极，乃为神奇。

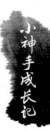

想不到平平常常的温水洗碗里面，竟蕴含如此深刻丰富的医理。真是欲修无上大法，先做日常家务。四书五经上讲，道在平常，百姓日用而不知。

洪涛能做个有心人，用妙观察智发掘并印证了这医理。凡物温则通行无阻，冷则滞行停留。温加通就是温泡加按摩疏通，这样不单头面的斑痕可以淡化，血管壁上的污渍照样也可清除。

那么这个热水洗碗的理论，就不单单局限于美容养颜了。既然在面如油污可以涤除，那么污渍在血管，心脏如油污堵塞，油烟积在身体，就是痰垢堵塞心脑血管，这时你用热水温开水擦洗的效果，肯定要比用冷水冷抹布去摩擦要干净。

洪涛曾多次问，为何神手那么自信？他用徒手疗法能治好冠心病，还大胆地讲，手足反射疗法是冠心病的克星，他究竟用什么招法？

我哈哈笑说："洪涛，你以后可以到神手师父那里去取经，也可以去任之堂的足济堂，现在先做一万例再说。你有万人脚下行的功夫，再去拜师参

小神手成长记

访，师父常常轻轻一点，你就会茅塞顿开。"

其实在一个出色的手足疗法师眼中，他并没有特别清晰的病名分别。可能痘疮、鼻炎、头痛、眼花等病症，我只用一个温通的方法，去点按头面反射区，这些疾苦居然出人意料地淡化减轻了。

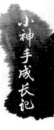

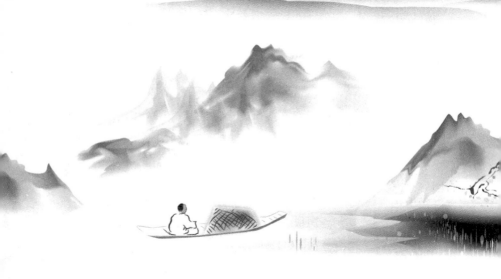

22.
泥团粉碎理论

    冬天用锄头挖好一块块板结的土壤，到要春耕的时候，需要把这些块状土壤捏得像面粉一样，庄稼一种下去，就能迅速吸收代谢，生根发芽。

    而人体的瘀血块，就好像没有捏碎的板结土壤。一旦在相对应的反射区，把它们捏碎按散，这些瘀血痰块就能迅速为身体吸收、排泄。

    建叔公七十多岁，常年哮喘、胸闷，上下楼梯都像挑重担一样，十分辛苦，常年都是皱着眉，半夜常喘醒，坐在床上，漫漫长夜，度日如年。

他沮丧地说："如果能快乐地死去多好。"

谁知今天建叔公居然眉头大展，脸带微笑。

我便问建叔公："难道你又双喜临门了。"

建叔公笑哈哈说："我在知足堂做按摩，奇怪，那小伙子帮我按完脚后，我当天不喘了，上三楼都不费劲。第二天帮我按完，我晚上不用吃安眠药，也没喘

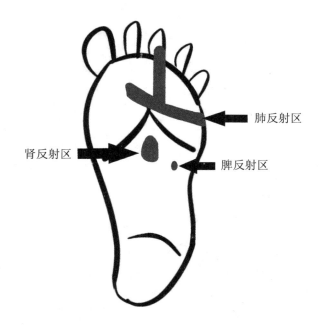

肾反射区　肺反射区　脾反射区

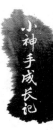

醒。第三天按完，我每天咳的痰少了一大半，那些一个个痰块似的东西没了。"

我回到知足堂，心中想，哮喘不是世界难题吗？全球有数亿人哮喘，严重的要呼吸衰竭致命，为何足底反射疗法，居然可以这么迅速减轻哮喘痛苦？

带着疑团对洪涛说："你把《手到病除术》看了不下十遍，你如何看待反射疗法对治哮喘的原理，能否琢磨出理论来对治？"

只听洪涛慢慢说来："我观察哮喘有两个特点，一是气纳不下肾才喘，二是痰堵在胸必喘。而手足反射疗法，对治这两点有现场见效之功。当我在患者足底的肺、脾、肾反射区点按后，明显发觉到患者呼吸变深长了，气能纳到肚腹腰脚。"

我又问："那些痰块为什么会硬变软、变稀、变少呢？"

洪涛哈哈笑说："这就好解释了，我们下午在田里松土时，把土捏碎，板结大块的泥团变为粉末，蓬松蓬松，庄稼很好吸收。我就想到病人足底的结节，对应到肺部的痰块，将结节打散揉碎，他的胸肺部就心开意解了。我就知道，捏按足底胸肺区，对于胸肺积痰极有效果。"

为何大家都耕田锄地，却没有像洪涛这样悟到呢？原来：医道不难，唯用心者得之。功夫须练，在农耕中获得。

 小神手训

志在山巅，扶摇直上尖峰，可达九天。

心思细密，顺流而下瀑布，平安着陆。

这翻山越岭不是简单的翻山越岭，也更非冒险刺激所能比。

因为跟我爬过山的人，他们都能深刻体验到这笔最宝贵的财富。

我告诉企业老总，也是登山能手的兴达哥，必须在最后护航，不能让任何一个人掉队，照顾好最辛苦的那个，不抛弃任何一个人，这叫仁。

我再叫洪涛在前面用开山刀开路，必须一刀劈开光明路。不单自己能通过，也方便后来登山者通过，一路披荆斩棘，这叫勇。

逢到有数层楼高的瀑布落差口，大家都没有带绳子，怎么办？我就砍树架当作滑竿，用叠罗汉的

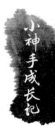

方法，一层层滑下去。

大家都惊叹说，这真是人肉升降机，人生也只有这一次有幸坐上人肉电梯。这是急中生智，没有绳索，我们就用棍棒替代绳索。

大家在黑夜中从深山谷走出，都有劫后余生的感觉，觉得水特甜、空气特美、地面特好走、饭菜特香、活着特好。

我哈哈笑说："这些好都不是真得好，仁智勇好，才是真得好。"

直升机救援队都不能彻底保证你们安全，但仁智勇可以保你一生平安。

所以奇峰峭壁我不怕，我怕的是缺失仁智勇。暗夜无路我不怕，我怕你们心中不存仁智勇。

世上最难登的不是险峰，而是仁智勇这三座高峰。

不怕山高，怕没路。不怕无路，怕没仁智勇。

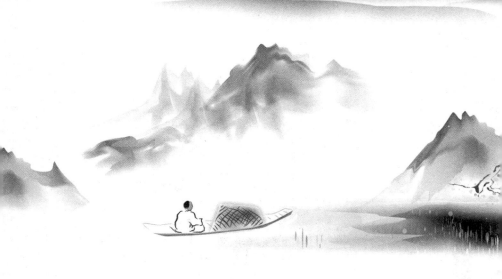

23.
震荡洗瓶理论

　　当瓶子里面脏垢臭浊，你想要清洗干净，就注入水，装上一把沙子，然后使劲地摇晃震荡，那些油垢脏浊沉淀，就会像瓜熟蒂落的柿子一样，遇秋风一吹，落得满地都是。

　　人体肠胃脏腑中空如瓶罐，积滞中留，口臭发炎。

　　这时用按摩棒戳点六腑的反射区，将这些沙粒结节

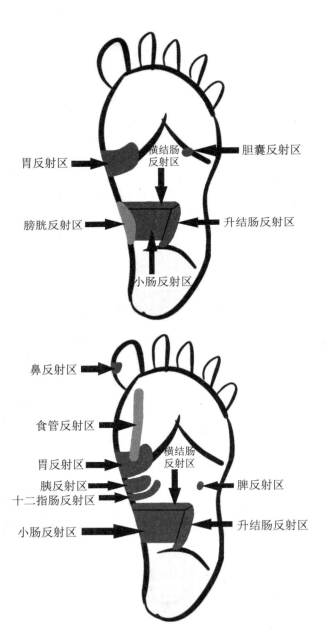

胃反射区

横结肠反射区

胆囊反射区

膀胱反射区

升结肠反射区

小肠反射区

鼻反射区

食管反射区

胃反射区

横结肠反射区

胰反射区

脾反射区

十二指肠反射区

小肠反射区

升结肠反射区

粘连戳碎，然后再一拍打震荡，污浊就纷纷降跌下来。

一个口臭了半年的罗叔，长期熬夜，黑眼圈明显，过年期间，肥甘厚腻上火气，咽喉还发了炎。连站在他身边的人，都能明显感觉到罗叔体臭熏人，非常难受。

罗叔说："现在看到油腻就想吐。"

而洪涛提起按摩棒就在足底的口、鼻、肠、胃反射区一路走下去。只见罗叔打了几个像牛蛙般那么大声地呃气，随后肚腹转动，出了一身汗，又放了几个奇臭无比的大屁。

罗叔高兴对大家说："通了，通了。"

三天后，他提给我们一瓶蜂蜜，现在胃口好了，口也不臭了。

大家奇怪，怎么反射疗法，还能对治口气。

我便说："洪涛，你好好琢磨琢磨这个医治口浊、口臭的原理。"

洪涛胸有成竹地说："我前几天就想通了。当时师父给我几个油瓶，那些油垢在壁上不清下来，就不能装净水。我就拿到溪边，抓把沙装进油瓶，然后用力振荡，连沙带水，将油瓶壁的湿油污渍带出来。我就想到，人体长期饮食油腻之物，血管肠壁肯定有油腻积滞粘连其中。这时通过点按，像沙石洗瓶壁一样，患者一

129

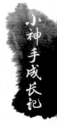

般会打嗝放屁，脏腑蠕动力加强。这样浊毒下沉，身心轻安，头顶舒畅。"

我听完洪涛这番体悟，高兴地说："真是善观察，善体验啊！"

灵感总是在我们手中，洗瓶、刷碗时，你可能体悟治病大法。真理常降临我们身边，苹果掉头顶，你可能发现万有引力。我们生活中从不缺乏至美的原理，只缺乏善于发掘的眼睛和心灵。

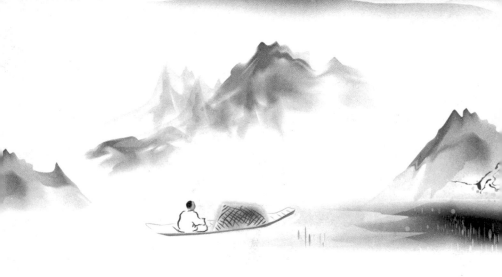

24.
提壶揭盖理论

我们潮汕地区流行工夫茶，泡工夫茶时，按死壶盖，茶水就下不来。轻轻地松开壶盖，茶水就哗啦啦流下来。

人体毛孔就像壶盖气孔，足太阳膀胱经主肌表毛孔。

通过按摩棒戳点足底膀胱反射区，身体发热发汗，

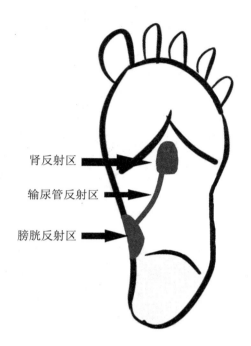

肾反射区

输尿管反射区

膀胱反射区

小便就通畅下来。

　　在揭阳教书的林老师，春节后吃煎炸烧烤东西多了，老觉得尿热、尿痛，很难排出来。

　　他今天提了一大袋橘子过来，我问："怎么了？"

　　他高兴地说："那天做完足底按摩后，小便从未这么顺畅。感觉到尿道有个东西划过，那居然是小石子。现在尿热尿痛尿难出的现象没有了。"

　　林老师又问："为何按摩后可以排石，可以通开闭

小神手成长记

塞的尿道？"

洪涛说："按摩是通法，能疏通皮肤血脉经络。"

我听了说："这个说法比较笼统，还可以用理论来细化更形象。我们中医人善于取类比象。我把人看作茶壶，尿道当成壶嘴，毛孔看作壶盖上的小孔。盖上小孔闭塞，盖下壶嘴排水就不顺利，有障碍。足底反射疗法疏通足太阳膀胱经，患者能迅速感觉到身体发热、发汗、鼻孔通畅。好比提开壶盖，壶水就轻松流下来。所以洪涛你这一招按法叫发汗利小便。《黄帝内经》叫'开鬼门，洁净府'，鬼门是汗孔，净府是膀胱。"

想明白这个理论，那么尿频、尿急、尿痛、尿热、尿涩难出，这些尿道炎、膀胱炎、结石等就都不是什么大问题了。

一个厉害的足底反射疗法师，他不单要手法纯熟，更要教学无阻，诲人不倦。

因为当你在琢磨如何将这至深至妙的技术传授给大家时，您脑瓜就会不断涌现出至精至微的思路和想法。

灵感源自于教学育人，功夫成长于解除疾苦。

133

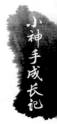

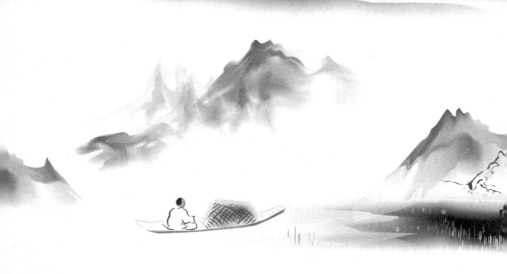

25.
釜底抽薪理论

　　当锅里水沸腾，热气滚滚的时候，你舀几勺冷水下去，可以暂时压制沸滚。而直接把锅底的柴火抽走，就可以从根本上停止滚烫沸腾。这叫扬汤止沸不如釜底抽薪。

　　同样人体咽喉、食管、胃有炎症。所谓薪尽火灭，脏腑必定有相应的积滞，这时在足底反射区将积滞戳破，气血通达周流，火气自降，就好像撤走灶底薪火的锅，再也沸腾不起来了。

小朵刚上初中，发热。小朵妈妈带她去打完吊瓶后，第二天又发起热来。她疑惑地问："这种扁桃体发炎，能否治好？"

我笑着："怀疑不如试试，手足反射疗法治疗急性热症的案例从来就不少，最重要的是不会有吃药寒凉伤胃的担忧。"

万般疗效皆从自信中来，千种效益恒由不疑中出。

结果孩子小朵本来还穿着大衣，怕冷，咽喉又痛得难受，发热。

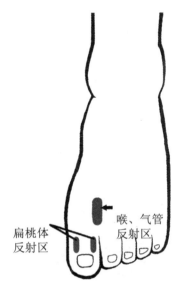

扁桃体
反射区

喉、气管
反射区

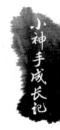

一次按摩棒点按后，体温正常，而且没有再反弹了，为何降得如此彻底，连学生都出乎意料，这急病好像奔驰的小车一样，按摩棒像刹车，一刹下去，车立马停下来。

急性上火炎症能通过按摩降下来，洪涛该怎么解释？

只见洪涛正拿着一本《中医基础理论》说："我的思路源于书中，中医有个釜底抽薪理论，我把热火上头看作热汤滚滚，上焦当成盆锅，灶底火一撤，盆锅沸腾就息。我用按摩棒将患者足底的结节戳破碎，就像将火炭打碎熄灭一样，火气就会下降。比如扁桃体发炎，就要按足底咽喉、扁桃体反射区，同时从头到脚整个都要按一遍。"

如同灭火一样，任何一个角落都不能留有火烟、火星，防止死灰复燃。

我听后微笑点头，这叫学以致用，学到古人釜底抽薪理论，不单用于临床治病，更要用于教学育人。

可见：

见病不能治，皆因少读书。

道理不能讲，皆因少读书。

后来患者高兴送来了一蛇皮袋柑橘，有几十斤，大家吃上一个月都吃不完。

古曰：座上书多方是富，屋有瀚墨不叫贫。

功夫学到手，不患吃没有。

古书读进肚，才是真的富。

 小神手训

学习工作要跟最高榜样比，生活衣着要跟贫下中农比。自古贤良伟人无不遵循这个道理，这叫德往上比，欲往下比。

德往上比则知耻，我跟古圣先贤比则差远了，知耻则能奋勇直追。

有人说："曾老师你要造医都这口气未免太大了，会不会有点狂妄呢？"

我笑着说："那要看跟谁比，跟你比就太狂妄了，如果跟古圣先贤比，我五十年造医都计划在他们眼中不过小菜一碟。"

我们看古代的大舜，他去别人不去的地方，人弃我取。结果，一年成聚，二年成邑，三年

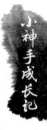

成都。

你看：

真家和孝顺，必东成西就。

若敬老尊贤，则南通北达。

大舜只用了三年时间，就把现在人认为的蛮荒之地，居然打造成一个辉煌而伟大的幸福都城。

跟大舜相比，我只是要打造一个小小医都，而且用长长的五十年。

我可以边干边玩，只要不间断，成功就是板上钉钉的事。

所以，激发一个人所有潜能的秘诀，就是这四个字——德往上比。

要跟大舜比，跟张仲景、孙思邈比，比肩于古人，你自然不会懒惰，媲美上前辈，你随时不敢傲慢。

所以克服傲、懒这两个拦路虎的秘诀就四个字——德往上比。

如果你真学到这四个字，那么无尽的成功学书籍皆付之一炬，批量的激励人讲座尽可置之不理。

我上一回爬尖山时，一位驴友对我说："曾老师，我环球都走过，像揭阳市五经富镇这样的十里水路，以及尖山峰、佛掌峰，都排得上是顶级的自然景观。还有三近轩古书院，九厅十八井，百鸟朝凤古祠堂，都是气势恢宏的文化建设。黄龙寺，更是藏风聚气的超级大寺院。现在时代，大家都流行户外，你不搞旅游，实在是屈才了。"

　　我听了哈哈笑说："我已经准备开始旅游堂，而且我的旅游堂不是我一个人在做，而是整个揭阳市揭西县的人都在做。"

　　当时我在龙山，珠三角，潮三角来体验一日禅的学员排排队。

　　结果村民的茶叶被卖个精光。

　　有的普宁老板，把小车后车尾箱全部装满茶叶。

　　村民们高兴地说："曾老师，办一次班，我们就不用那么辛苦将茶叶拉到市场上去卖了。"

　　我在五经富办班，几乎天天有外地客人问："曾老师，五经富周围有哪些出名的景点呢？"

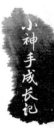

139

我笑着说:"黄龙寺香火最鼎盛。"

结果潮州人慕名而来,一袋袋大米就送到黄龙寺。

我说:"京明度假村有揭西大瀑布。"结果他们成群结队去观瀑布,买茶叶、蜂蜜。

从北方来的客人,我说:"你可以去五经富镇汤边温泉,爬完山后泡脚疗愈身心。"

结果温泉的老板找到我说:"曾老师,你人气这么旺,我们是否能合作。"

更有香港过来的老板,我说:"你适合到大洋,高尔夫球场去。"

他们体验完后说:"早知这里旅游资源这么丰富,连高尔夫球场都有,我们以后要自己带球过来。"

我有一次赶路坐车,司机不肯收我的钱。

我问:"为何?"

司机说:"我不知拉了几十趟你的学生入龙山,赚了好几千块,这是你带来的,我要饮水思源。"

旅馆老板更奇怪的是,几乎天天有外地患者来五经富住宿旅馆。

老板高兴地找到我说："曾老师，只要不是节假日来我旅馆，冲着你来的，我一律减免10% ~ 20%。"

如何让五经富镇、揭西县城、揭阳地区，不仅仅是地区性的旅游景点，更要成为全国性、世界性的旅游景点。

只要我一下这步棋，连外国人都要争相到五经富来旅游。

我这一步棋是什么呢？如何合纵连横，众志成城，让我们都能轻松赚到外国人的钱，又可以将灿烂的中华文化输出去，且看下回分解。

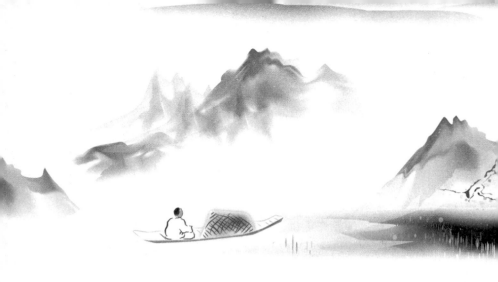

26.
雨后清新理论

　　春节，风和日丽，天气晴朗。南方五经富小镇，鞭炮声声，火花闪闪。

　　连续数日在大巷小路，都可以闻到呛人的烟味。

　　一些哮喘的患者都不敢出门。

　　结果居然天降甘露，雨水一洒。那些烟尘杂味速降流走了，空气才渐渐恢复往日的清新。

而人的胸闷、头晕，大都是浊阴不降。通过足底反射疗法，鼻通发汗，血气循环加快。浊阴一下降，胸闷就消失。汗水一出来，就像下雨一般，雨后清新，头面就清爽。

石印村祥嫂过完年后，头昏脑涨、胸闷难耐，卧在床上，一天都下不来。往日经常到田园劳作出汗，整年下来吃什么都正常。怎么过个年，十几日没去田里运动，就吃饭不香、头昏脑涨。

人舒服时，挑大粪都觉得清新。人不舒服时，卧在床上吸氧气，都痛苦难耐。怎么办呢？

洪涛用中等力度，从脚尖到脚跟，帮祥嫂做了一次全方位通脉发汗法。

一按完，祥嫂随着一身汗后，居然昂首挺胸、轻松行走、闷气消失。

头脑像空山新雨后，那样清新舒畅。劳动是最尊贵的修行，出汗是最美妙的良药。

我哈哈笑说："一日一身汗，疾病靠边站。半月不出汗，到处找药罐。"

今日出汗不拼命，来日头昏脑涨受恶病。为何足底反射疗法，可以将头昏脑涨、胸闷不开解除呢？

洪涛想了下，突然灵机一动说："过个年，我发觉

143

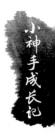

通街都放鞭炮打火花，烟味难闻。而一旦春雨到来，随着雨水速降，灰蒙蒙的粉尘被带走了。我想到人体胸闷头晕，这些浊气上攻，不就像打完火花的小镇吗？人体出汗就像天上下雨，这时通过按摩棒点按足下反射区，人随着汗出身轻，洗去闷胀。"

这叫譬如阴晦，非雨不晴。好像阴云密布，灰尘满天，不下场雨，怎么可能恢复晴空万里，光洁如新呢？

洪涛这样一讲，无疑切中要害，上天不能吝啬雨水，人体怎么可以吝啬汗水呢？

能够悟到这个层次，已经暗合《清静经》上说："降本流末，而生万物。"

这是一个非常伟大的理论，因为它不单解决了头晕胸闷这些小症状，进而解决了浊阴不降、清阳不升，清升浊降这个大病机。

《阴符经》讲："动其机，万化安。"

掌握了这个雨后清新理论，你无疑扼住了疾病的咽喉，牵住了牛马的鼻子，扣到了步枪的扳机。

真是宇宙在乎手，万化生乎身！

小神手训

　　如果弟子非常善于下棋，我会很喜欢，因为下棋通常可以领悟到人生做事的至理。常常一招下对，反败为胜；一招不慎，满盘皆输。而且每招下去，在高手运筹下常常一步有三层五层好处。

　　化解了僵局，又助长了声威。

　　所谓人生如棋，我今年下的这一招修建百年崎岖山路的佛掌山，尖山峰大棋，是一步非常高的棋。它高在哪里，为何最后连外国人都会趋之若鹜，来学习中国这文化，自然景观，来观摩这个可能被称为南方小长城的世纪绝美景观存在。

　　因为它将同时解决十大问题，体现十大好处。

　　第一，我从这个温泉之乡，起步修路，一路修数十里，沿着山的脊背节节攀升，等于修了一条宽一至两米的防火路。因为每年天干物燥，时常会起山火。今年陈江村又起了一次山火。

　　我十分高兴，发现这群大山火居然只烧了一半山。因为有这条防火路，另一边的山，就没有被烧到。所以修好防火路，无疑保护了大量森林，生

145

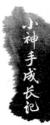

灵，呵护了我们五经富镇的北肺——尖山，佛掌。所以我修这条路，希望林业局的朋友们来鼎力相助。因为灭火不如防火。

第二，提高五经富当地的知名度。

它完全要成为五经富镇一张极其响亮的名片。所谓不到长城非好汉，长城是北京的名片。不到尖山非好汉，尖山峰是五经富镇及揭阳市的一张名片。本身揭西乃生态县城，五经富镇的旅游业，就有先天优势。而且国家大势，未来数十年，必兴户外旅游加文化。无疑全国冲着我们中医普及学堂来的人会越来越多，他们在这边学完中医之余，必定要到各个著名景点去逛。比如黄龙寺，京明度假村，大北山森林公园，大洋高尔夫球场……

所以修造尖山峰，打造这个百年圣景无疑是一荣俱荣的选择。既是一峰独秀，又会带动群峰璀璨。所以希望旅游局的朋友们，以及各大旅游景点的老板（揭西县范围内的），希望你们鼎力相助，共筑辉煌。这样一张名片，亮丽灿烂，周围都会辉煌发光。

第三，佛掌山，尖山峰是个祈福圣地。

现在每年爬尖山佛掌的只有数百人，因为大家都是带礼品供品到尖峰顶，我们当地人称圣贤墓仙人地的地方。

即一位圣僧葬在佛掌山的平托，高山平托，穴在花心。

这个平托是当地非常厉害的风水师选定，号称有坐拥河山，群峰拱绕，绿水来朝的地格。上去环顾四周，心胸开阔，席地而坐，稳如泰山。当地已经数十年流传这个传说，说到这佛掌峰顶来虔诚朝拜，居然能顺利婚配，事业有成，生子富贵。

也即是佛掌山已经成为人们心灵寄托，祈福求子，礼拜发财的地方。这里金顶一旦建成，大家过年期间，就不会窝在家里打麻将，看手机，转而登山健身，无疑福慧无量。

所以叫我去外面旅游，我不如在我的家乡打造旅游胜地，祈福圣地，让家乡人受益。年节回乡，能携全家老少都登一回山，多一天欢乐团聚。让家乡人们自信昂扬，即便走出去都昂首挺胸，自信满满说，我们家乡的佛掌，尖山峰才是真正的旅游胜地。

第四，修好一级级台阶，防止登山者滑倒。

今年有在泰国做生意的大老板，生意红火，日进斗金，爬尖山峰，佛掌山祈福，居然成为他每年的必修课。自己滑倒了，没有抱怨山陡崎岖，反而想到如何修好平稳的之字形路，使后来所有登山者能轻轻松松走上巅峰。这无疑就是大老板大长者的心胸格局。

我打造佛掌山，尖山峰将分十期工程。第一期将花五年时间，延绵数十里路，达到的效果是安全上下，有路可行。所以这个功德好事不能让一个人全包了，不能让你独占鳌头，即便你再有钱，你的上限是一万元，不能超过一万元的。因为你要留机会给其他景区老板，这样大家齐力共举，方显五经富镇人民，揭西县群众，揭阳市百姓的凝聚力。所以真想做好事，一毛钱与一万元同等功德，没有艰难境，贫穷汉与富贵人，一心攻克。

第五，没路，你可能会迷路，有路你也可能会走失。

上登尖山峰佛掌山的路非常多，常有团队人在山里迷路，报警被平安接下。所以指路牌非常重要，如航海灯塔。

《菜根谭》讲："士君子，贫不能济物者，见人痴迷处，出一言以提醒之。遇人危难处，讲一语以解救之，亦是无量功德。"

所以上登尖山峰，需要立好路牌，使大家登山时心安气定，胜算在握，不会迷茫无助，患得患失。而且我立的指路牌必是非同凡响，全国首创，世界领先。它不仅能指向尖山峰，佛掌峰，它更像登山阶梯，渡河舟楫，驱愚慧灯，能将险碍化为坦途。所以我每张指示牌上都有金言宝语，能够破除疑团，得大欢喜。比如步步高升，源于脚踏实地。

年少时学艺很辛苦，因为你走得是上坡进步路。吃一分苦，长一分力，吃十分苦，长十分力。真能吃苦耐劳，断无不可爬的高山。也即是说，我把人生教育都融进这条山路了。这会成为学校校

149

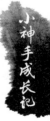

长，老师，都喜欢带领孩子，去体验红色长征的革命路精神。我要将红军长征革命教育的文化，在这里尽现无疑。使孩子远离懒惰傲慢，亲近勤劳心善。这是兴家之石，家风教育之基。也即是指路牌蕴含文化家风建设，它将成为真正的教育基地。

　　接下来还有五点更为精彩的好处，是任何旅游景点都将想解决的问题与利益，大家拭目以待，下回更精彩！

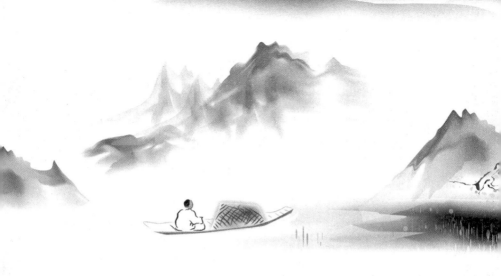

27.
手拧毛巾理论

毛巾泡在水里，提起来湿漉漉的滴水，止都止不住。

这时用手一拧，毛巾里的水湿被一下子挤出来，随即毛巾干爽。

而腹泻，如同毛巾漏水。这时搓按足底，拧脚脖子，出一身汗，清阳一升，就不会腹泻了。

深圳的兰香姨大半年都脾胃不好，一天上三次厕所，时常去超市买菜吹下空调，肚子一痛，就慌忙又找厕所。过年期间她回到家乡来探亲，听说有个知足堂，连续去了一周。

洪涛帮她按得哎呀叫，汗出淋漓，并且帮她拧完脚脖子。从此居然大便成形，每天正常上一次厕所。

兰姨高兴地要请大家吃饭，想不到在大城市里吃药，居然不如在这小乡镇按脚。

我听后哈哈大笑说："富人吃药，穷人泡脚。迷者找药，智者按脚。"

按脚这都快成为普通老百姓的口头禅了。这次泡脚、按脚能解决的问题，实在不可思议。连大半年的腹泻也只用了七天的时间就改善过来。

我问洪涛："你当时帮兰姨调理拧脚脖子时，你想到什么？"

洪涛早已经心有准备说："《黄帝内经》讲，清气在下，就会腹泻。治疗腹泻，要升清阳。师父讲过，手腕、脚踝都对应人的颈项。颈项是清气上升的地方，这时通过搓拧脚脖子，能立马升清气发汗。好像毛巾被拧挤出水来就干爽，不再点点滴滴出水了。"

我听后点点头，好一个拧毛巾理论，我以前书中也提到，但你把它升华了，将湿气泄泻的人，看成一条湿毛巾，双手拧按使人发汗，就看作毛巾水被挤出来变干爽，人周身干爽，腹泻就消失。

世人不要小瞧这个日用生活小常识，一个拧按发汗的方式，它可以解决湿性为病。

我不单看到拧脚脖子治颈椎病拉肚子，我们要擅长从一个病症中领悟到一个法，一个象。然后借助这个象，这个法，去治疗湿气为患引起的百千种病，那么这个理论你就真学通了。

所以当时我听说江浙地区，有医生专用拧手腕子、搓脚脖子治疗各种疾病。

今天我找到它的原理了，就是拧搓除湿发汗。

我们岭南地区多湿，人家常问，怎么除湿？

拧搓脚脖子，无疑就是上等疗法。

不管头晕、疲倦、腰酸、颈僵、拉肚子、抽筋，这一招对这些病都是妙不可言的。

真是：

上等疗法，根于底部足下。

妙不可言，源自勤搓拧按。

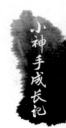

小神手训

深圳有世界之窗，我们不单在尖山峰打造天下文化长城。同时要给天下所有旅游景点送一份大礼——中华大国文化建设。绝美的景点，若没有大中国智慧文化融入，就难以经营长久。

古人讲："言之无文，行之不远。"

所以，旅游文化板块的缺失，将成为它蒸蒸日上的致命短板。外景美只是人的外貌美，文化美才是心灵的美。

所以打造尖山峰文化胜景第六大好处，从最低处到海拔800m的高点，起码有数千级台阶。我将在第一个一百级台阶里选出最有韵味的百个中国字，每上一级台阶，只要你愿意低下头，你就能学会一个奇妙的中国字，比如第一个是"赢"字，我会在字旁小注亡、口、月、贝、凡。赢在天下必须具备五种素质。其一，亡即危机意识；其二，口即口才交流能力；其三，月即时间观念；其四，贝即要有才华，财富积累；其五，凡即永远不要骄傲，你要有平凡的心，才能立于不败之地。

大家再踏上第二步，就可以看到舒服的"舒"字。人要真舒服呢，一要能舍，二要能予，吝啬小气的人是没有真正舒服过的。

第三个字少力为"劣"，你要你想要不劣，就要撸起袖子加油干，全力以赴上高山。有脚力了、有手力了、有意志力了，你就不劣了。

所以在这里，希望众学子网友、粉丝们，你们鼎力相助，到我们泱泱千年文化古国中，找出剩下就97个，我前面这三个字这分量级别的字，起码要达到老百姓一看即知，喜闻乐道，一历耳根，永为道种。

这百个字，一旦结集成功，我会出一部《字里藏道——字解人生》的书。

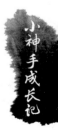

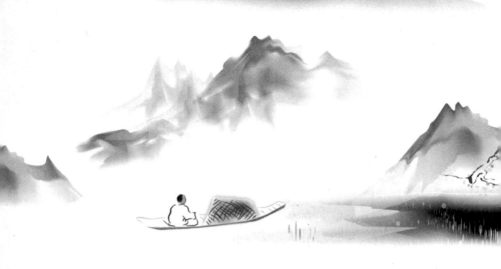

28.
桌脚磨平理论

吃饭的餐桌不平，会发出哐当的响声，这叫不平
则鸣。

这里只要将最长的那根桌脚用磨机打平后，这样四
平八稳，不再倾斜摇晃，噪音就消失了。

而人体脏腑经络，必有不平之处，方有耳鸣呼噜，
怒火脾气这些烦人噪音。

这时通过足底反射疗法，将脚上突出的包块、条索、结节，按平、按散，这时身心轻松、躁烦自减，耳鸣鼻响都随之减轻乃至消失。

　　刚过完年，但知足堂已经门庭若市，排起长龙队伍来。竟然有热心学员看到众学子骑自行车，便给大家送了电动车；还有患者耳鸣、打呼噜也好了，送来成箱的饼干；更有躁烦不得眠的学校老师，才按了一次脚后安然入睡，连呼噜都没打，送来一袋袋大米。

　　石印村的秋婶高兴地问我："学生们到底还需要什么？给他们红包都不要。"

　　我笑着说："做人要有大格局，什么是大格局，如同当年六祖去向五祖学习求法。五祖问，你来做什么？六祖说，唯求作佛，不求余事。这口气常人听起来觉得相当大，太不敢想象。但在六祖口中却相当平静道出。我希望所有来知足堂学习的学子们，你们学什么技艺不重要，你们是否拥有这个大格局很重要。就像洪涛一样，他来到这里，连过年都可以不回去，全心全意都要学到这样绝技。你只要不问名利，一心求医，冲着你这志气，必成绝技。"

　　结果秋婶高兴同我说："你这个小伙子真行，我耳朵嗡嗡响了大半年，才按这几次就好了。"

157

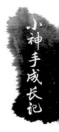

我一听，耳鸣一般是肾虚和肝火旺，那洪涛如何用一根按摩棒来调平虚实，熄灭鸣响呢？

　　洪涛灵机一闪说："我以前做过木工，家里的凳桌椅子，四只脚如果不平，就会倾斜，噪音出来，这叫不平则鸣。我拿磨机或者刨子，把凸出的桌脚一磨平，再放下去，四平八稳，就没有噪音了。我想脏腑必有不平之气，七窍方有异常鸣响。包括打呼噜，耳鸣，口出恶言骂人，这都像桌椅不平则鸣一样。用按摩棒在反射区把凸出的结节磨平。患者气顺郁解，这些嗡嗡作响，或怒骂噪音就变小变轻，甚至消失了。"

　　我听后哈哈一笑说："洪涛这个悟性上层次了，老百姓听到没有任何障碍。"

　　格物致知，不单格大自然之物，它进而更要格家居凳桌、门户、衣服、毛巾等物品。

　　你能够格物明理，医道精义已经唾手可得了。

　　一个人最可怕的不是缺衣少食，没名气，而是迷惑不觉不明理。

　　所以寄语众学员、弟子：

　　满腹才，不怕运不来，

　　真明理，名气必大开。

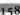

小神手训

穷则富之，富则教之。穷要养猪，富要读书。

在我们这个小康社会，文教显得越来越重要。文教乃万世太平之源，是天下安稳之根。尤其是具有大中国自信的文教，中国自信将成为世界趋势。所以学完字、悟完词，接下来就要学造句了，打造尖山峰文化自然圣景第八大好处亮点，就是说好一口中国话。

你如何让上到这景点的人看了这一百句话后，讲出来的话都特别有血有肉有精神。

我会在第一个台阶上刻字"鞋子说，路在脚下，要自己走。"

第二个台阶石板上刻"鞋带说，要系得紧才走得远。"

第三个台阶上刻"地板说，要脚踏实地。"

第四个台阶，石头多，刻"石头说，要沉住气，才能成大器。"

第五个台阶，旁边有竹子，我会刻"竹子说，未出土前先有节，及至凌云仍虚心。"

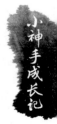

第六个台阶阴湿长有苔藓，我会在阳光照不到的苔藓旁立个石刻"苔说，白日不到处，青春恰自来。苔花如米小，恰学牡丹开。"

　　我会在能看见长在峭壁上的一棵巨松的台阶上刻"咬定青山不放松，立根原在破崖中。千磨万励还坚韧，任尔东西南北风。"

　　我会在第一百个台阶刻一根蜡烛，然后写上"蜡烛说，未改心肠热，全怜暗路人，但能光照远，不惜自焚身"。

　　弘扬师道精神，我这一百条句子，最后会结集成格物致知的一本书叫《万物说》。比如闹钟说，要言而有信；白云说，山高岂碍白云飞；流水说，竹密何妨流水过。

　　这已经将中国最高明的托物言志精神以及格物致知的方式方法演示得淋漓尽致，使大家能轻松在大自然中悟道，给心灵这块缺失文化的沙漠，增添文化绿洲，灌进文化源泉。

　　这将不亚于任何巨型大型寺庙建筑工程，因为你完全要动用到鬼斧神工之力，巧夺天工之术。

在最恰当的地方点出穴位，要像寻龙点穴一样精准，哪块台阶要放哪里，要刻什么字，全部都要因地制宜，辨证用文。

只要这文眼一点上，就像画龙点睛一样，整条山脉变得生龙活虎，整个景点变得华光万丈。所以这个《万物说》的工程，必须要大智慧者才能做。

所以我在这里希望众网友及有心人，鼎力出谋划策，让最精彩的中华民族言教能在这华夏大地永流传。

大家纷纷打开脑洞，续写《万物说》吧。

第九个圣景亮点，学完造句就可以学作文了。

接下来这第十个亮点圣景，是佛掌山与尖山峰之间一条平缓的百年古栈道，常年云雾缭绕，好似人在天上，平步青云。

我将在这条百年古栈道上打造一条像长城一般的存在。

这条古栈道会建立五个亭台楼阁。

第一个叫石顶，里面将刻画中国十个有代表的民族英雄，他们傲骨铮铮，志如金石；第二个叫铁

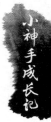

顶，我将塑造十至三十位感动中国的平凡人物；第三个叫铜顶，我将塑造近百个各行业的名家，艺术家、诗人、官员；第四个叫银顶，我将塑造数十位各行各业的祖师爷级人物，比如医圣张仲景、药王孙思邈、诗仙李白、诗圣杜甫、武圣关公、画圣吴道子、书圣王羲之，以及他们一生最重要的格言、座右铭。

我将在最高的金顶上面塑造三圣像，儒、释、道三大圣人像，以及《论语》《道德经》《金刚经》代表作，在这金顶上代表着经天纬地的经典，将永远发光。

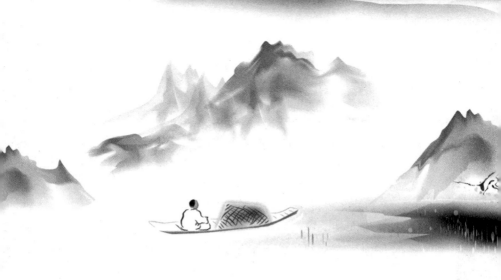

29.
南水北调理论

南方温暖水多，北方寒冷干燥，通过管道输送，能将温暖的南方水去滋润干燥的北方。

人体分上下左右，当上热下寒，心烦脚冷时，通过按摩棒疏通脾胃中焦，这时上下对流、寒热中和，心不烦、脚不凉。

大家正在布置知足堂的堂训文化，一个堂口必须有训言，格言，有精神文化。

没有强大精神文化支撑的堂口，很难走得久远。

洪涛说："我的字不够漂亮。"

我说："真有内涵，初学写字的小学生写出的训言，都能震撼心灵。若无实意，大书法家努力写的文字，人家看了都无动于衷。"

所以，写得好不好看不重要，艺术美是附带的，写的东西是不是真理，能不能警醒人才是最重要的。

石印村的许叔，兴高采烈过来，又是送水果，又是送蔬菜。

金宝说："家里送的东西都吃不完了，几乎天天有热心朋友送来吃的、用的。"我们没收患者一分钱，但却一点都不缺衣少食。

许叔说："原来我膝盖骨以下全冰凉，我在这里按摩调理一周后，现在天天双脚温暖，行走有力。以前连市场都不想去的，现在轻松几步脚就可以来回。原来烦躁得半夜都睡不着的，现在碰到枕头就睡着了。"

我说："洪涛你琢磨一下，如何解释。"

只见洪涛不紧不慢地说："心脏是火力之源像太阳，腰脚乃肾水所主。中间脾胃被乌云堵塞，结果心火不能充分下到腰脚，就水寒脚冷膝盖痛。心火闭塞在胸中，就心慌、胸闷、烦躁。这时仿照南水北调工程，按通中焦脾胃，南方的火力就能去温暖北方的水寒，腰肾寒水一蒸腾，又能济南方燥烈之火气。这不正是中医所讲的水火既济吗？"

这个理论不仅解决失眠、膝盖痛，进而一切上热下寒的痛证，都可以疏通中焦，迎刃而解。《黄帝内经》所说"上下有病，当治其中"。所以足底脾胃的反射区太重要了。

想不到洪涛可以取象南水北调，西气东输这些天地大象。

天下间万物都在说法，万象都在讲理。

只是你不善悟而已，善悟之人，他的心中会产生智慧，手上便能屡出奇招。

小神手训

我们将在游景点中创造景点，在欣赏文化中弘扬文化。《三字经》讲"蚕吐丝，蜂酿蜜。人不学，不如物。"

一个人不积极好学，连蜂虫都比不上。你看蚕

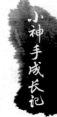

它在享受桑叶，它吃进去的是草木，吐出来的却是丝线。蜜蜂采集的是花粉，酿出来的却是花蜜。

　　我想到，我们来爬山，观赏古人留下的名胜古迹，难道仅留下某某到此一游的恶心字眼吗？我们是不是应该留下蚕丝，蜂蜜般的精华。

　　像古人登黄鹤楼就有名诗传世，登凤凰台就有名作传唱，登滕王阁就有美文传诵。这些都是他们吐出的丝，酿成的蜜啊！

　　所以我在想，如何饮用五经富的龙江水，在这个数百年南方小镇的文化花朵，从而酿出一瓶又一瓶传世美文，缔造一个个绝美景点。

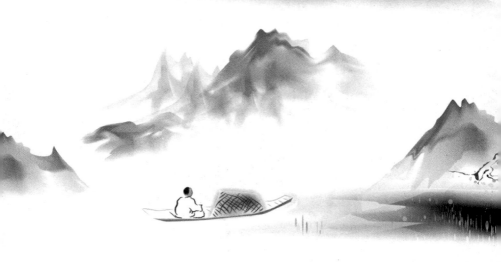

30.
风吹乌云理论

　　当天空中乌云密布，就会一片阴暗。这时大风将乌云吹散，太阳一出来，阴暗就不见了。

　　人的心胸像天空，当痰湿堵塞，就会心中气闷。用按摩棒，将患者在足底部心胸反射区的结节拨散。心胸气通，闷胀顿时消散无踪。

　　今天我去知足堂，路上见到了福叔。只见他提瓶油

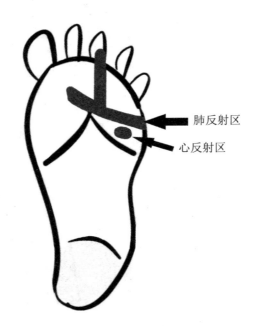

肺反射区
心反射区

送给学生，就要走了。

我说："怎么这么客气。"

福叔笑着说："不是客气，是感激报恩。"

我说："你慢慢讲来。"

福叔说："年前我胸胁痛闷，我的儿子连日本进口
的救心丹都给我买回来了。吃了当天舒服，第二天不吃
又痛闷。听年前到处有放大炮（即老人去世的信号），
我以为命不久矣，连这进口的药都吃不好，完了。谁知
我听周围人说，石印村有不用钱的医疗服务团队。我就

想，不用钱，如果搞不好有什么用，我又不缺钱。可还是禁不住好奇。结果我给那小伙子按后，居然才三次，到现在也没吃药，胸一点都不闷胀了。我把剩下数百元的药通通都送人了，我现在什么事都没有了。"

我笑着说："我一要恭喜你，二要提醒你。恭喜你身体好了，提醒你莫掉以轻心。平常人为何问题多，因为在身体顺利时，人性两大弱点之一，好了疮疤忘了痛，胡吃海塞，一点都不谨慎。在身体差时，却胆战心惊、患得患失。结果就有接二连三的不快倒霉，这叫福无双至，祸不单行。怎样福有双至，祸不再来呢？"

"我们曾公讲过一句话'战战兢兢，即生时常思地狱。坦坦荡荡，虽逆境亦畅天怀。'就是说，生活在好日子时，要小心翼翼，有危机意识，车子未坏时，就要先重保养。即便处于病苦逆境中，绝对不能灰心，要有乐观主义。即使百战不利，也不灰心丧气。"

"这样就能逢凶化吉，遇难呈祥，百尺竿头，更进一步。"

福叔点点头说："听君一席话，胜读十年书，我明天再给你们送一箱油来，你们为我生命加油，我要为你们的生活加油。"

我问："洪涛你当时是如何帮他治疗的，这心病可

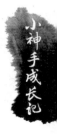
小神手成长记

不是一般推手有功力降服的啊！”

洪涛说：“我想起曾老师讲过，人的心脏像太阳，不是太阳不亮，是乌云遮盖。心脏本是好的，但是被痰湿遮盖。如同好的锁头，被铁锈堵住开不了了。这时风吹乌云散，晴朗见阳光。我就用按摩棒帮患者戳脚底板心肺的反射区，按通刮散那些结节。谁知，他当下就觉得能吸饱满气了，像重生一样，压在胸中的大石头没了。”

我听完高兴地点头，大自然是我们的老师啊！

从风吹乌云散，明朗见晴天，就可以悟到痰湿迷心、心胸闷胁胀的治法。

正如《黄帝内经》讲“若风之吹云，明乎，若见苍天。”

 小神手训

一个学医者最重要的是一个悟字。

善悟，花开花谢，云卷云舒，可以洞见医间大道；不悟，明师在旁，翻阅经典，却难以得其门而入。

看到桌脚不平，不平则鸣，立马想起磨平则

定。按摩棒居然可以充当磨刀石，磨掉足底结节、痰核，呼噜耳鸣随之消逝。

在天阴雨湿，乌云盖天时，看到大风吹散阴霾，胸中一开，马上借助按摩棒将它当作摧风神器。像《西游记》上的风神一样，按散胸中结节，闷胀随风而逝。

打开家里的电饭煲，看到皱巴巴的馒头，被蒸得饱满圆润。马上领悟到人面有皱纹，不饱满，是阳气不足。这是借按摩棒在足底摩擦生热，温阳化气，使面上恢复饱满平顺。

在田间把泥团捏碎了，庄稼才能吸收。用按摩棒当作锄头铁耙，把足底六腑结节打散，胃口顿开，食积消化，吸收营养无障碍，身体健康有自信……

这一个又一个的精彩领悟，无一不是从日用生活，大自然中来。

所以一个医者必须要有妙观察智。那么大自然就是一部大智慧书，日用生活就像金矿一样，藏着批量的金子智慧。

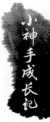

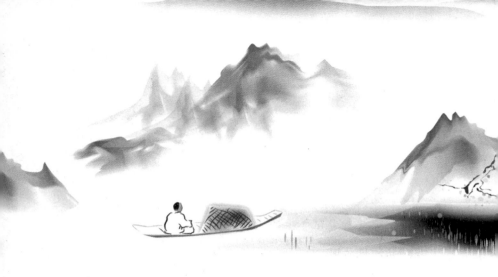

31.
蒸腾汽化理论

　　锅盖干燥，锅里有水却滋润不到，一旦灶底加热，蒸水上升，锅盖自动滋润。

　　人体口干舌燥日久，可能是阳主气化功能不够。一旦把冰凉的脚底板搓温搓热，水液气化，口中就会津液满嘴。这就是病在嘴，治在腿。欲滋润锅盖，必先加热灶台。

朋叔大半年来，一直口干舌燥，饮水不解渴。

我说："叫你去知足堂怎么样啊？"

朋叔说："那里太热闹了，我去都排不上队。"

我哈哈笑说："超市打特价，你挤破头都排得上队，为何到知足堂等个半个小时就耐不住了，分明是你重视程度不够。"

经我这么一说，朋叔点点头，结果等我再次看到他时，朋叔欢容喜笑，我晚上不用干醒喝水了，幸得你叫我去排队。

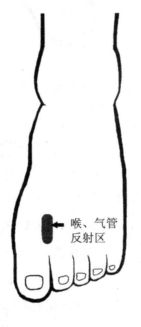

喉、气管反射区

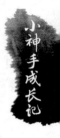

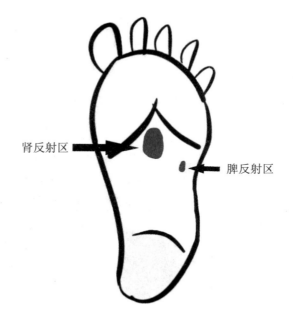

肾反射区

脾反射区

大家不禁奇怪，喝那么多水，居然不解渴，为何现在不用喝那么多水，反而口舌生津，这该怎么解释？

洪涛想了下说："我晚上熬酒渣汤，未煮前锅盖干燥，锅内虽有水却不能滋润。一熬开后，锅内立马蒸汽腾腾，非常滋润。所以我把患者口干舌燥看作锅盖干燥，于锅底加热，不正相当于搓脚底板摩擦生热吗？热气腾腾，肾中气化，津液就上润咽喉，于是口舌不再干燥。"

我点头说："不错，靠按足底咽喉脾肾反射区，能有助于人体津液蒸腾汽化。"

用一句话来概括叫作"非阴阳无以化。"

如果不是阳气温煦，身体津液就没办法蒸腾汽化，去滋润干燥。这个道理一旦悟通，不但能治疗口干舌燥，就连眼干、鼻干、皮肤干，这些疑难怪症，你都有信心。

故曰：信心源于医理圆通，怯懦必属疑惑不解。

我敢大胆叫朋叔去知足堂，因为我深知足底气化一足，整个头面都滋润。这叫头病医脚，因为阳能化阴，上病下治，原是气化蒸腾。

正如《黄帝内经》讲"上焦开发，宣五谷味，熏肤充身泽毛，若雾露之溉。"

这段文字实在太美了，明白了这个三焦气化原理，天下间就不会有这么多疑难的杂症了。真会读书，这段经文就是医者真传的一句话。

175

小神手训

以前听闻《道德经》讲"治大国，若烹小鲜"，贵在小心翼翼。

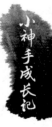

现在我们看到调身体如熬汤水，需要格物致知。格物致知，前提是心诚意正。为何洪涛他能领悟到这个医理，而其他人却没有留意呢？我认为这是个用心诚正的问题。

大家看悟性的悟字，拆开来是吾心，就是我们有没有真用心，怎么用心？

第一，先要细心，细致入微、微言大义，这些大道理通常藏在细微处，微处藏道，你不仔细寻找，如何翻出。像用桌角磨平原理，居然可以治咳嗽、失眠、耳鸣。就看你细不细心去发掘，那么怎么去训练细心呢？大家可以学习曾公写小楷。曾公体会说，每日临字一百，心以收敛而细，气以收敛而静，于字有益，于人更有益。

第二，需要耐心，有时你悟一个理，像钓鱼一样，悟了半天都悟不上，如果你放弃，就一无所有，如果你坚持，就能守得云开见月明。当时王阳明格竹，数月对竹发呆。朱丹溪在罗门拜师，数月站立，不离不弃。最后都至诚感通，这是耐心使然。愚者必明，功在不舍。所以没有耐心的人，真理常与它擦肩而过。

怎么训练耐心？像洪涛天天坐镇知足堂一小时，坚持一件事，令其不断，这是耐心。做定课最能磨炼一个人的耐心。

第三，热心，几乎所有的创作都诞生在热心的人身上。积极的心像阳光，照到哪里哪里亮。有个成语形容真好学热心叫如饥似渴。热心学习，像无比饥渴那样去进食。他能将冬天的坚冰融化，可以让顽固的钢铁炼柔。我能像赴军中约那样，每天早课必赴，那是源自于这颗普及中医的热心。一个人有无后劲看其是否热心。不可只热一阵子，要热一辈子。

如果同时具备细心、耐心、热心，即便你初学入门，半路出家学艺。你都可以像朱丹溪、苏老泉那样有番大成就。

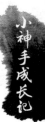

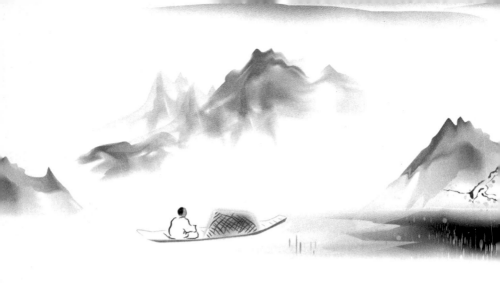

32.
风干衣服理论

    湿漉漉沉重的衣服，放在室内微风的地方难干，放在阳台风大的地方就很容易干爽，变得轻松柔软。

    人的身体湿气重，周身疲倦沉重，通过按摩棒点按足底的脾胃反射区，人就会深呼吸，纳气量大，五脏六腑风气循环变剧烈，周身的湿气就散得快。这叫呼吸浅者湿气重，呼吸深者湿气轻。

南叔走路常踢到脚趾头，双脚沉重，腰酸膝盖痛，周围人叫他去知足堂看看。

南叔说："我都七十岁了，人老无药医啊，有药医的话，帝王都不用死。"

我哈哈笑说："千万不要悲观消极，如同曾公一件马褂，可穿三十年。你不善保养，可能不用三年就七零八碎、千疮百孔。"

南叔一听完，脑瓜子一亮说："我去知足堂。"

结果一发不可收拾，洪涛帮他按了几次脚底板后，南叔说："晚上再也没夜尿的烦恼，走起路来居然不会再拖拖拉拉，最重要的是腰酸膝盖痛，不再折磨我了。"现在南叔经常一边晒太阳，一边按脚。

他见我时乐呵呵说："要是我现在十七岁，必定要跟你学医。"

我豪迈地说："不用担心，你的儿孙随时可以过来跟我学医，凡五经富子弟跟我学医的，我一律分文不取，广泛接受，以报乡里恩情。"

南叔哈哈笑说："我一生只听到一个这样的人，和只看到一个这样的人，听到的是白求恩，看到的是你。"

我笑着说："我与白求恩比差远了，白求恩是毫不

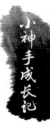

利己，专门利人，我是既利自己，又利他人。"

我问洪涛："你怎么看呢？"

洪涛不假思索就说："那天有点阴雨，我的衣服在屋内两天都不干，沉甸甸像湿重，沉重的人。我把它挂到通风的高处。结果当天就干爽了。可见小风小干，大风大干，无风不干，风能够让湿水吹干。我就琢磨，人体不就像一条湿毛巾，呼吸就像给人体吹风。几乎每个做反射疗法的患者，他的呼吸都会变得既大又深长。曾老师在《万病之源》上讲到，气行则水行，气滞则水停，气小则湿重，气大则湿轻。我们足底反射疗法体验的人，无不变得呼吸深长大，这样湿气毫无疑问就变得细小轻。而腰酸膝盖痛，尿频这些湿重的病症，无不随着气足则轻，豁然而愈。"

我听后微微点头说："洪涛你这个原理，虽然是从我书中来的，但你能巧妙地运用到足底反射疗法上去。并且将深长呼吸看作身体大气对流，这无疑大大发展了《黄帝内经》上说的风能胜湿理论。"

你已经渐渐内证到他山之石可以攻玉这个境界了。

接下来你要像领悟风干毛巾这样去读世间一切有益的书籍，把它们上乘的理论用来丰富手足反射疗法。

这样你不仅在继承这疗法，更在发扬这疗法。

小神手成长记

小神手训

为何我要领大家去走这种百年古栈道，攀登海拔七八百米的佛掌山、尖山峰，一路披荆斩棘。我要大家直接体验老一辈筚路蓝缕以启山林的精神。

我认为革命精神不是用嘴口述，而是要现场去体验。即清华校训——行胜于言。

我跟你讲千遍，下定决心，不怕牺牲，排除万难，勇往直前，不如带你直接体验一次七八十度斜坡，迎着荆棘，登上七八百米的高峰。而且还要头顶烈日上，最后可能披星戴月而归。

所以说千教万教，不如亲身带教。

凡体验过的孩子，都说体育课运动会都难以练到像这样穿越高峰的体魄与耐力。所以吃苦不能挂在嘴上，相马不如赛马，选将不如练将。

阿娇逢到生理期，我叫她先下山去。谁知她咬牙说："不，我就要登到山顶。"

来了六七个医生，他们有的翻越一个山头就体力透支，走不上去了。

有个体重两百多斤的小伙子走到大腿抽筋，我

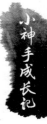 小神手成长记

砍了一根枯树干给他作登山杖，鼓励他说："这不是拐杖，你可以暂时依赖它，多爬几次后，你就要抛弃它。"

为什么绝大部分老人都很怕拐杖，因为一拿起来就很难抛弃了。我说，我有抛弃之法，就是你要把拐杖看成是耻辱。我们绝大部分人被同事讲坏话，被竞争对手瞧不起，他就会怒火冲胸，非报仇不可。

但他没想到自己的身体日日被肥胖的赘肉压迫，被"三高"折腾，被自己的懒惰奴役，他却依旧屁股不离座椅，眼睛不离手机，从不敢拍案而起，勇往山峰，将懒惰踩在脚下，将赘肉打趴下。

我认为商场上百战百胜，你只是金钱的成功者。身体上勇往直前，无所畏惧，你才是人生的赢家。

所以我们的旅行堂不是简单游玩，风花雪月，更是行一条勇者无惧之路。

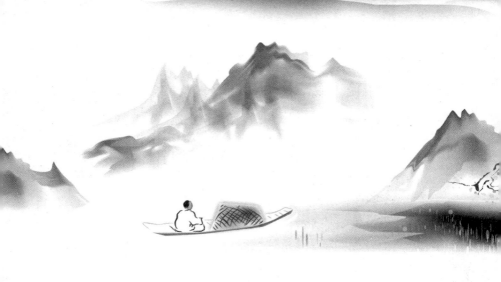

33.
开沟利水理论

潮湿的田地难以种好菜。有经验的老农，他会开好田沟，利水除湿，菜苗就能茁壮成长。

人体湿重疲倦，就像"水浸菜苗病恹恹"一样。这时只需在足底反射区按通涌泉沟，使水气下注，小便通畅，身心安乐。

这几天患者送来的各样大米，有机蔬菜瓜果。知足堂的口碑，像插电的灯泡，一下子亮起来。为何一再拒绝患者送东西，但患者却背后悄悄把这些物品放在学生的门口。

连路口卖水果的阿叔都说："奇怪，怎么会有人把那么多的茶叶放在你们门口，一声不吭就走了？"

是啊，既然有这样感恩不留名声的患者，和布施不求回报的长者。今天我又收到一份大礼——高山云雾茶。

川叔说："我儿子在外面买回来，六百多块钱一盒，我舍不得吃，特别要送给你。"

我说："怎么回事？"

川叔说："前段日子，我头昏脑涨，胃又吃不下东西，晚上彻底夜尿，哪都不想去，干什么都没意义。谁知在知足堂按了一次脚，睡觉变好，按了两次，胃口开，按了三次，头到现在都不涨了。这些茶叶再贵重，与身体比起来都轻如鸿毛，不值一提。"

我听后感慨地说："真是学通一技，一生无忧！洪涛，你怎么看呢？"

洪涛十分高兴说："这个效果我也意想不到，我只是帮他常规将脚底板疏通，就有这出乎意料的神奇效果。我想到耕田挖沟利水，如果不把沟渠做好，排水不

利，上面的田会潮湿，中间的田会混乱，下面的田会水
泱泱。一旦开沟利水，那些水湿被轻松带下去，上中下
的梯田土壤干爽，作物好生长。"

我听完后说："不错！水利不兴，农业不稳；上焦
不治，则水泛高原；中焦不治，则水留脾胃；下焦不
治，则水乱二便；三焦通治，则湿水通利；足底按通，
则水湿排去。所以头不晕涨，小便正常，夜尿消失。"

这个耕田开沟利水理论，不问他梯田哪个地方出问
题，只要沟渠修好就没问题。

所以不论患者上焦、中焦还是下焦水湿弥漫。只要
做好足底按摩，疏通三焦水道。这些湿气为病，即便千
般万种，自动随着水利通而退湿。这个理论将给多少初
学者带来信心。这个理论是道法自然之作，取之于农田
管理，用之于身体调治。

 小神手训

大家同样都在功夫农场、开心菜园以及百草园
习劳，为何洪涛可以干劲十足，在田园劳作中领悟
至精至微的医道，难道是他特别有天赋吗？

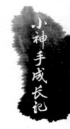

　　我认为，如果有天赋的话，积极就是天赋，如果有命运前途的话，热情就是命运前途。

　　几乎每次习劳结束时，我看到洪涛头面通红、衣服浸湿。

　　人家问我："曾老师，你怎么知道一个学生是否资质好？"

　　我说："很简单，能吃苦资质就好，不能吃苦，资质定是普通。敢吃苦他就是一块宝，不敢吃苦他不如一根草。"

　　"怎么看出他敢不敢吃苦呢？"

　　"你看看他衣服，如果汗湿衣衫，说明他用功不浅。如果手脚不温，衣服都没汗湿，说明他用功不深。我的农耕堂一直都贯彻这条堂训，干活须用十分力，闲谈不过三分钟。我看洪涛习劳起来，不是十分力，而是十二分力。"

　　一个人要像鱼游逆水一样，肉身才会变得坚强，皮肤才会变得润泽。一个人锻炼身体，要像暴风雨海燕一样，被反复击打雨淋，都坚持上进飞翔。因此有了顽强的意志，有力的翅膀。

所以下午两小时农耕堂的习劳，我告诉你们，你能将谈天论地的时间，用于出汗出体力。恭喜你，强壮的身体渐渐就塑造出来了。

一分汗水一分收获，百分汗水百分收获。

我曾经把汗孔比作是井口。井说，要天天付出，才能清澈甘甜。我认为井这个物象，极其合道。如果你汗孔常通，你的血脉就会常动，血液能被净化。正如井水常打，就不会污浊臭秽。

我觉得无论你的井有多么多淤泥堆积，落叶腐败，或者垃圾停留。不管哪种问题，就用一种方法清理，那就是天天不断将这些淤泥败浊打出井外。井水必定一日比一日清。即便最后甘甜可口，你还要坚持天天打井，保证清澈健康。

没病时，你也要常发汗，保证血净无病。因为汗血同源，全世界只有中医才有这么精华的医理。汗出透彻，血液清洁。

以前我想不明白，为何国医大师善用荆芥、麻黄医治血液病。当你悟通《黄帝内经》这个汗血同源的理论后，你会喜爱上劳动出汗。

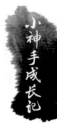

因为冰清玉洁的身体，谁不想拥有？甘甜可口的泉水，谁不喜欢饮用？

所以，外人见我大年初一都在田间挥汗如雨，认为太辛苦了，简直比老黄牛还苦。但我在开荒铲土中却觉得口舌生津，无比清甜，比喝高山云雾茶，吃油柑、橄榄，口中还要甘甜，比饮佳酿美酒，身体还要温暖通畅。

谁知道运动发汗表面吃苦，实则却是特大的享受。就像打井好像有点辛苦，但有甘甜的水喝，多么开心。所以在农耕堂，大家绝不是迫于无奈去耕田种地，大家都是体验到好处后快乐的挥汗如雨，并且淋漓尽致。所以农耕堂不是在培养农夫，而是在训练农师。

一个真正的农师，看在挖沟通渠，实则是在打通内外经络。看似在辛苦出汗，实则是在净化血液。所以身体越强，心灵越平静，感通的天地大道，与自然法则就越来越多。

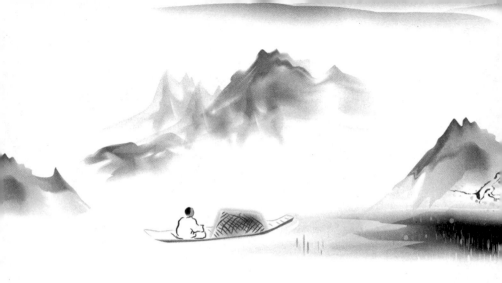

34.
打井出水理论

井水打不完，力量用不干，如果不打呢？那就完了。许多百年古井，人在时常打水，水清澈见底，人离开后，没人使用就污浊，甚至干涸了。

人体毛孔像井口，用按摩棒点按足底，就像在给井底刮淤泥。随着人发汗毛孔开，好像泉井水满溢出来，滋润五官、皮肤，耳聪目明，神清气爽。

石印村的干叔，向来性子像鞭炮，一点就爆，近来头昏脑涨、眼目干涩、口干舌燥、饮水不解渴，老觉得有团怒火在心中烧。

当干叔找到我时，我说："这是小问题，只需要我的一个学生就可以了。"

干叔郁闷说："我身体这么珍贵，怎么能轻易交给学生。"

我听完更是哈哈大笑说："你知道你身体珍贵就好，为何又要乱发脾气，毁坏身体呢？"

结果干叔还是乖乖去做了三次足底反射疗法。

再见到我后就竖起大拇指夸说："想不到找你学生看病也要排长队，但这队排得值得，你的学生还真有一手，我按完当天出了一身汗，心中火烧火燎的感觉就没有了。"

我一听，《黄帝内经》说："体若燔炭，汗出乃散"，讲的就是这个道理。

干叔又说："更重要的是我晚上不干渴了，眼睛不用点眼药水，也照样湿润，灵活了，现在头昏脑涨的现象大大减轻。"

我听完干叔身体与思想观念的转变，想道，天下间有四样东西，虽然微小不可轻视。

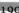

一是小火，星星之火，可以燎原；二是小水，滴水虽微，渐盈大器；三是小学生，初学者，今日初学医间道，他日家国栋梁材；四是小小的恶习漏洞，千里之堤，毁于蚁穴。

这是四小不可轻视，谁能想象，初学手足反射疗法的洪涛，才不过学习个把月，来挂号的患者就络绎不绝。一般人思维局限，认为初学者功夫必浅，哪知初学三把火，初生牛犊不怕虎。精进的初学，常常远胜老油条的前辈，这叫拳怕少壮。

我问洪涛："你当时怎么处理这个疑难杂病？"

洪涛想了下就说："当时他心烦口干，又眼目干燥，我想起《中医基础理论》上讲，水亏则火旺，阴虚则阳亢。所以我把他的脚底板看成井底，用按摩棒搓按刮揉，好像将泉眼打通开来。随着他发汗，就好比泉水从孔窍涌出来，当水位上升时，火燥就平息了。当他发汗的时候，口舌生津、眼目滋润、心火得平。这叫水火既济，井水涌现出来了，热火就得平息。"

我听完后点点头，将毛孔看作井口，足底涌泉看作井底，泉眼闭塞，水不上升，火气就缭绕。

这时按摩棒无疑就是挖通泉眼的神器，它不单对治眼目干涩、口舌干燥，对于糖尿病这些火旺水亏之干

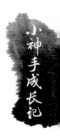

燥症，都有莫大指导意义。所以智者学一知十，触类旁通。

小神手训

惊蛰天，居然响了几声雷，来了一阵雨。

我一想，衣服还未收，立马三步并作两步，从一楼跑上三楼，把衣服收好，不过十几秒钟而已。事后我一想，这股劲头相当强大，你能像雨中抢收衣服那样一念精进，你做事的速度与效率，都是你意想不到的。我当时万念放下，只有一念，那就是赶快把衣服收好，以免淋湿不干。结果我的脚步像箭一样快。

所以世间最快速的绝不是短跑冠军，而是一心赴救的人群。

我对洪涛说："你能否如雨中收衣服那样专注去收拾每个病痛呢？能否像雨中抢收稻谷那样，来笔录我讲的师训，整理成文字呢？虽然我讲的不一定是金玉良言，但是你能拿出像珍惜金玉那样笔录老师的言教，这时的你无疑就是具有金子般的品质。"

所以我认为学问从重视中来，功夫自专注中出。

你只要将师父讲的东西看得足够重视，认为这些东西价值无比，好像抢收衣服那样紧急，你的潜能会被引爆，笔录抄方速度会超级快。

所以重视了，你才有机会化不可能为可能；轻视了，你明明可以做好的事，都做得一塌糊涂。

我不知哪个弟子愚智如何，但我却知道谁重视师父的言教，谁就得最大利。洪涛他能重视到将我晚上师训的录音，用恭敬的正楷一笔一画地写下来，好像要去参加书法比赛那样认真。

这不是训普通人，一般的陶瓷泥灌是经不住一训一敲打的，必须是真正法器，才经得住反复敲打。

我这功夫堂的宗旨：上场好像火烧身。

你能否拿出如救头燃的猛烈精进劲，决定你能否迅速拥有一番不小成就。所以，初学者够猛烈，就能迅速成就绝技，老油条拖泥带水，到头仍然一事难成。所以谁是好弟子，毫无疑问，干劲十足，

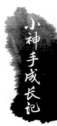

一念专注。

　　多念不如少念，少念不如专念。宜将一心应万物，切莫一物万心思。为何古代的师父不轻易教学生，宁愿失传，都不误传。

　　因为你没有干劲十足的大勇猛劲，即便交给你都会贬值，最后反而有辱师门。所以我既欢迎天下学子前来学习，你能够重视勇猛，我将平台送给你，甚至将衣食住行都帮你理。你不够重视勇猛，你就要迅速到他处寻觅，因为只有找到你最能佩服的正能量师父，你才能提升最快。

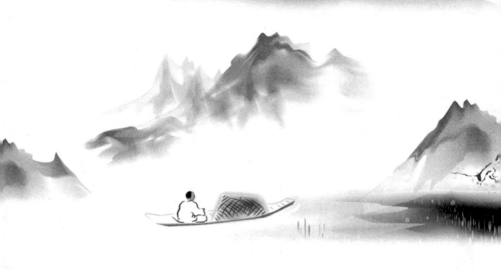

35.
疏通道路理论

逢年过节，道路车量明显增多，十字路口一下子就堵车了。这时交警把道路隔开两边，左右分流，各行其道，互不干扰。结果今年车增多了，居然不堵塞。

人体胸中急躁烦，闷塞难耐，直接在足底部胸胁反射区点按，疏通开来，很快急者得缓，燥者得平，烦者得静。

晓春姐数日难以入睡、心急火燎，还有口腔溃疡。以前她累了，倒头就能睡个好觉，现在居然累得睡不着觉，心烦冒火。

她正愁要不要去买安眠药，我笑着跟她说："眼前有佛你不求，却要跑到天边去，就我们知足堂治起这些急躁烦来，像刀切豆腐那么快。"

晓春姐有点不相信，这群天南地北的学生，在这个荒弃的古祠堂里能搞出个什么名堂。是骡子是马，拉出来遛遛就知道。

我知道打破怀疑最好的方法，就是现场试效，当下见真章。

结果连安定药都买好的晓春姐刚体验完一次足底反射疗法，回去药都没吃，倒头就呼呼大睡，一觉醒来不烦不躁，不焦虑了。

我说："人不可貌相，堂口不可以看表面样，有真功夫，你躲在陋巷小村落，请你的人都像闹市那么多。洪涛，你是怎么看待的？"

洪涛说："我当时看她焦虑到一分钟都等不下了，就像要去办十万火急的事，偏偏碰上十字路口堵塞，你空按喇叭干着急都没用。这时交警过来，处理好堵塞，恢复通畅，你顺利通过，什么事情都没有了。堵塞引起的急躁烦也随风而去。"

"我把患者的焦虑看成是胸部十字堵塞，急躁烦，按摩棒当作是指挥南来北往的交警。胸部气机升降有序，躁烦自愈。往来血气流通不郁，焦虑自去。"

我听完洪涛这样讲，竖起拇指说："这个疏通道路理论非常精彩。"

交警的职责是保证道路交通畅通无阻。一个手足反射疗法师的职责是，保证人体经脉常通不塞，这样通则不痛，何病不愈。

小神手训

当患者看到小神手们一个个认真出汗出力的情景，纷纷感动得想要帮点什么。有人送来凳子，有人带来围布，还有村寨要提供大祠堂给这些小神手去施展绝技。

刚开始大家担忧堂口的问题，居然迎刃而解。

我笑着对洪涛说："真有才华，像诸葛亮卧隆中，有人三请，姜太公钓渭水，王侯贵族去请他。我认为真想经营好一个堂口，要有'宁向直口取，不向曲中求'的精神。直就是你的硬实力、才华，曲就是你的经营手段、广告。当一个人满腹才华时，好运自然来。"

人家问我："曾老师，凭什么你这么年轻就能写这么多健康好书？"

我笑着说："因为我没有把时间放在其他杂事上，我像比尔·盖茨一生只做软件一样，我只做中医文化，其他外在建设，我一概不理。因为我深知，当你有强大的软件后，一切华丽的机箱外壳，都会随之而来。正如比尔盖茨并没有刻意去生产机箱硬件，因为他把软件做到登峰造极。结果世间最好的硬件都向他投怀送抱。他从来就不用担心无硬件可用。所以古人讲，道场，有道就有场。道是软件文化，场是硬件设施。"

古人是谋道不谋场，有修为的人是不患无庙，只患无道。所以当我中医文化普及到炉火纯青时，居然有出版社请我做书籍的审编，有大学请我去做讲师，还有医院请我去做专家。我不是不去，我知道我们有更重要的事情要做。

我们要为祖国培养更多的书籍审编，更优秀的大学讲师，更出色的专家医生。一个明师他产生的力量和价值，有可能会抵得上一个团，甚至是一个师。所以不管你做任何行业，终极的要求就是成为这个行业里面明师级的人物。

　　二十一世纪最重要的不是人才，而是能够培训人才的人才。不是培训普通人才的人才，而是培训行业高手杰出人才的人才。

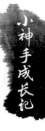

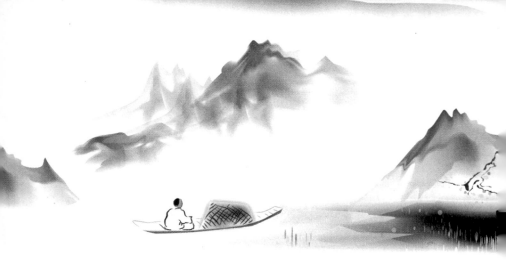

36.
河宽水缓理论

　　大家观察河道，狭窄的一般流水急躁，河道宽大的一般流水平和。观大自然就可以悟到窄急宽和之理。

　　人体经脉狭窄而堵塞了，人就会着急、焦虑，一旦疏通变宽后，就会平和平静。那些焦虑症的患者，通过按摩棒疏通相应反射区的经脉，尤其是胸肺就可以达到经脉通达，气急变平，心宽病邪降，气静寿年长的效果。

小达一个要考大学的小伙子，居然没法到学校读书，因为他觉得压力重重。一去学校就觉得焦虑失控，手莫名其妙发抖，身不由己，人就像热锅上的蚂蚁一样。大家说这是考试紧张综合征。

小达妈妈带他到医院去，医生说，这是神经衰弱。可大家知道，二十一世纪最难攻克的就是精神类疾病。既然药物难以达到理想效果，凭借按摩棒能否开出一条奇效之路？

结果小达在知足堂做了几次足底反射疗法后，奇迹出现，平时手抖动的现象没了，莫名其妙紧张心慌心跳的问题也缓解了。

小达妈妈像得遇救命恩人一般找到我说："应该如何感谢曾医生呢，这小家伙能上学了。"

我听后脑中一亮，难道精神类疾病解开的一条钥匙也在足底不成，足底反射疗法要给广大焦虑抑郁的患者带去福音了。

我说："洪涛，你怎么看待？"

洪涛说："我在湖心亭听老师早课时，听过曾老师你比喻说江水在狭窄的上游会流得很急躁，在宽阔的中下游会流得很平静。同样的水量经过狭窄的管道会压

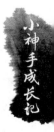

力重重，经过宽广的河道会平静放松。我就想，心主血脉，当血脉变得宽大后，血液就不急躁了，心也不焦虑。当血管变得狭小后，血液急迫，心就会感到压迫。所以我帮着焦虑的小伙子在脚底板上心胸反射区做开、做通。正如知足堂堂训讲，心宽病邪降，气静寿年长。我发觉做完足底反射后，患者明显变得心宽气静，急促的呼吸声变得平缓。我就知，狭窄的河道被修宽大后，水流平和了。"

我听洪涛这样解释后，赞叹说："有个成语叫宽宏大量，你的脉管变宽大宏大时，你的心量肚量自动变大。平时无事常生闷气的事情都变得不值一提，不再紧张焦虑。所以，做人要宽大为怀，宽大为怀的前提是血管要通达，还不是小达，要大达。"

管道不闭塞狭窄，这样哪有什么焦虑症、强迫症呢？而手足反射疗法这条按摩棒子无疑就是修通血脉的工具。

所以一个人情绪上有急躁烦，焦虑迫，必定他身体的经络血脉有所狭窄、堵塞。疏通经络道路，急躁自去，修宽血脉管道，焦虑自愈。世人以为精神波动，情绪躁急的问题，在我们医者看来，不过是经络血脉不够通达而已。

小神手训

在我看来，世间百病，问题千层，总离不开懒、私、傲、衰这四个字。曾公讲，家败离不开一个懒字，人弱离不开一个私字，讨人嫌离不开一个傲字，没志气离不开一个衰字。

如何对治？

我用早起来对治一个懒字。知足堂、砭石堂，用法布施、大方付出，来对治一个私字。农耕堂、开心农场，用乡里乡气、土里土气的习劳来对治一个傲字。功夫堂，像练兵练军一样来对治一个衰字。

如果一个人的人生有成就的话，他一定是在对治这四个字上建功立业的。成就大，说明你对治这四个字有大握，大手腕；成就小，说明你对这四个字用的是小技巧、小手段；没有成就，甚至遍体鳞伤、灾病重重，说明你被这四个字虐待蹂躏得毫无招架之力，被这四个字捆绑折磨得半点都不能自主。

所谓擒贼先擒王，射人先射马。抓住首领，敌

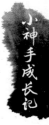

方万众立散。克服这四个大病王，百症减轻。

所以我每创建一个堂口，就像高手下一着棋一样，只有明人才可以看出我创建堂口的真实意义所在。

唯有大福气之人，方能在这些堂口里长期熏修，克服人生懒、私、傲、衰四大拦路虎，最后脱颖而出，成为生命主人翁，成就人生大赢家。

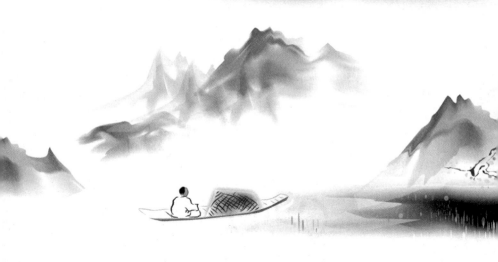

37.
露珠汽化理论

　　早上龙江溪边草木欣欣，这些草叶上停了一个又一个的水珠。凡水气遇寒凝露水，得温则汽化。太阳一出来，大地温暖，这些露珠逐渐由大变小，最终一一蒸腾到虚空中。

　　人体的囊肿、积液，好像一个个水包露珠一样，在寒冻情况下，就会变得越来越大。一旦用按摩棒按到发热发烫，浑身上下蒸腾汽化，这些所谓的盆腔积液，囊肿也纷纷由大变小，由小变没了。

高村的友姐，老觉得小腹胀满，医生说是妇科炎症，检查出有盆腔积液，还有小囊肿。

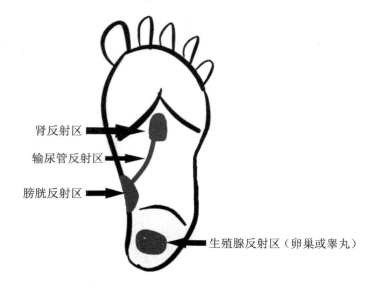

肾反射区

输尿管反射区

膀胱反射区

生殖腺反射区（卵巢或睾丸）

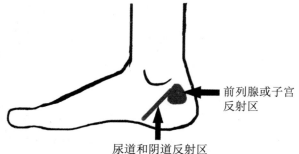

前列腺或子宫反射区

尿道和阴道反射区

友姐问："怕不怕？"

我说："找到敌人的克星，就不怕敌人了，寻到疾病的对手，我们就能赶走疾病。你看这些囊肿就像露珠一样，遇寒则凝，得温则行。"

结果友姐在知足堂做了 3 天的足底反射疗法，肠胃中的胀气消失，小腹部的堵塞感一去不返。

洪涛帮友姐密集做了下焦脚跟部周围的肾、膀胱、子宫、卵巢反射区。

每次友姐都痛得浑身冒汗。

尤姐回去按照我说的"三七"养生法，晚上 10 点前必须睡，夜睡 7 小时；非暖嘴之物一律不入口，凡吃东西必 7 分饱；白天再忙一定抽出时间步行 7 公里。

人一旦认真，世界都会为你让路。世界上最怕认真的人，连疾病都怕认真的患者。结果，不到一个月，友姐到医院复查，囊肿没了积液也消失了，小腹部的坠胀感无影无踪。

我说："洪涛，你怎么看这个案例？"

洪涛高兴地说："曾老师你一堂课就把《中医基础理论》讲尽了。积液、囊肿是阴成形的产物，缺乏一股能量来阳化气。我把足底反射疗法摩擦生热当作阳化气，汗水源源不断，微微渗出，体内的积液就轻松

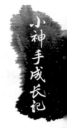

蒸化汽化了。所以不是阴形成的积液太顽固，而是阳化气的力量太微小了。"

我点头，阳动冰消、舟行水摇。即便冰疙瘩般的包块，在暖阳之下都会化为水气。所以天下间无难治的病，只有不善于阳化气的人。凡阳气蒸腾饱满之处，断无生病之理。

小神手训

我接到了十几个邀请，有的是县城单位，有的是大洋乡村村委，有的是大型寺庙双峰寺，有的是外地的养生馆……他们都想让知足堂带人过去诊疗教学。但我不轻易让洪涛跟大家被邀请出去。

我跟洪涛说："不出则已，一出必一鸣惊人，不被请则已，被请就要三请五请，大请特请，锣鼓震天。这样你赴这个请，就要像诸葛亮被刘备邀请一样，敢鞠功尽瘁，大业必成。所以，肃清一切外请缘，专精练好真功夫。"

一个人要明白他阶段性的使命很重要。

就像鸡在蛋里就不能讲话，要专心成长，要把一切来叩门的缘，都当作敌人置之不理。

有朝一日，你的羽翼丰满，眼目明亮，破壳出，成为名师了，那么所有来敲门，请你的缘，一一都会成为你最好的朋友，成为你这艘巨舰驶向远方的水珠。

所以当你技术功夫这艘大船没做好时，一切的水都是阻力压力。当你能为魄力这艘巨舰做好了，连波涛汹涌，大浪滔天，都是你前进的动力、浮力。

我为什么把这部书叫《小神手成长记》呢？

就是让大家明白求名求利，开花结果，不是这阶段要做的，练内功下苦功，拼命成长树根树深，将功夫练得根深蒂固才是这阶段迫在眉睫的任务。根深叶茂，何愁花果无成。

怎么下功夫？

第一，"下"字。要无比的谦虚低下，不单要深入群众，更要深入到群众的脚下。脚部脏臭浊这关你过了，告诉你，天下没有你过不了的关。今年一阵寒霜过来，小木瓜通通被打死，大木瓜却若无

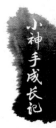

其事，为什么？因为它的根扎得够深。

所以知足堂练的是谦下功夫，你即便手法纯熟，但昂头戴面，不能谦下，你再纯熟都感动不了人。你如果初学笨拙，但能念念谦卑，心心恭敬，你的当下就已经霞光万丈，令人敬仰。所谓下人不深，不得其真。真的弟子相，成长最飞速的人，必是将自己身段放到最底下。

好像树木的根，能扎到最深处去一样。

第二个字，是"苦"。农耕堂上刻在石头边的堂训，吃苦耐劳不是苦，苦尽甘来方是福。敢吃苦，事业功夫飞速成就；怕吃苦，境界修为直线下跌。我不知谁是未来的尖峰人才，但看哪个敢吃苦，能吃苦的人，他必定出类拔萃，超凡脱俗。

第三，练一个"功"字。为何你去割草锄地就叫苦，在健身房精武馆冲拳流汗就高兴地说，长功力了。事情并没有绝对的优劣，就看你遇事处事的态度看法。你有练功意识，在田园里挥汗如雨，赤脚挑粪，你都可以练出超强身体。你无练功意识，即便在功夫大师旁边拳打脚踢，耳提面命，拥有最美的健身房，最先进的健身器械，身体照样难以顶呱呱。所以我晚上的功夫堂并非教你打拳练腿，而是在里面展示一股练功意识，让观者觉得原来拳打卧牛地，能塑金刚体。

辛苦出汗，不再是难受的事，随后境界内力的提升，便是最快乐的享受。

所以寄语众学子们，你们每天都下苦功了吗？

下是谦下，苦是敢吃苦，功是要有练功意识。

"下苦功"这三个字，无疑是天底下所有《小神手成长记》的秘诀。

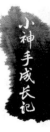

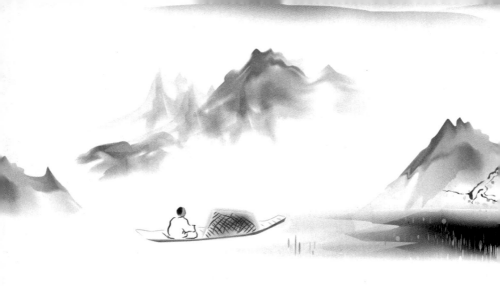

38.
修路致富理论

　　贫穷的山区，由于道路不通，迟迟难于富裕起来。一旦修好道路，出入方便，物资就能很好对流，很快就富裕奔小康。

　　瘦弱的身体，打通足底经络，用按摩棒戳开脾肾反射区，气血通畅对流，睡好吃香，不再焦头烂额，身体也饱满起来了。

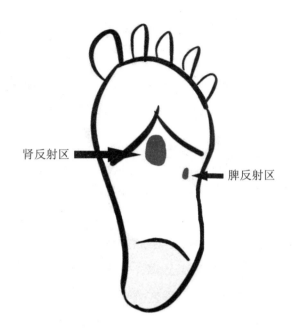

肾反射区 ← → 脾反射区

　　国家要走向富强，交通道路，要保持通胀，人体要强大健康，奇经八脉，十二经络就需要练得超级通畅。

　　今天我到知足堂看了一下，发现人气鼎盛，像揭阳、棉湖、汕头数十公里外的患者，都排队在等。口碑没字，却比有翅膀的鸟飞得更远。

　　刚好一个汕头的阿叔出来，竖起拇指说："我第二次来知足堂，半个月前我一碗饭都吃不下，体重在 105斤上下，我自从结识了手足反射疗法后，天天按脚，胃

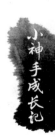

口睡眠都大好，这半个月来，足足重了五斤，同事都问我哪里的补药这么有效。"

我听后一乐，用手足反射疗法减肥的案例很多，增重的不多，而叔这个反馈无疑给大量瘦弱的众人带来希望。

"洪涛，你怎么看？"

洪涛说："我看了《任之堂医经心悟记》，发现余老师把强壮的人看成国家强壮，乡村繁荣；瘦弱的人看成是国家贫乏，乡村落后。落后贫穷的地方，首先要解决道路建设问题。所以要致富，先修路，势必成为迫在眉睫的口号。那身体由懦弱变雄强，是不是像乡镇由贫穷奔小康呢？那是不是也要打通经络血管呢？

于是我就将瘦弱人足底的奇经八脉、十二经络反射区通通按过一遍，气血对流，自然冰冷处变温暖，贫穷处转富裕，懦弱处变雄强。"

我听洪涛这样讲后，赞叹说："不错，理身如理国，你单纯掌握这个理论，用于增强世人体质就绰绰有余了。"

不管他什么病，我帮他疏通经络都只有好处没有坏处。你掌握这一招，勤修苦练，终成绝招。你想学百招，却没有勤修苦练，百招终将变花招虚招。

小神手成长记

所以说，理可顿悟，事须渐修。希望大家能渐渐将一朝练成绝招。

 小神手训

洪涛居然头昏脑涨地病倒了。

我笑着说："病疼都是我们的老师，就像磨刀石一样，看似在折磨你，实际上是让你们变得更坚强锋利。"

于是我同润雅、金宝一起去看望洪涛。

我问："病的感受好吗？"

洪涛说："头昏脑涨，吃不下，睡不安，像晕车一样，万念俱灰，人生一片阴暗。"

我对润雅说："这是疲劳后水谷不化，痰饮作怪，《金匮要略》叫支饮苦冒眩，泽泻汤主之。重用泽泻利浊水下行，就不会眩晕。"

孟子讲，人之有德慧术知者，恒存乎疢疾。一个人有道德、智慧、技术、知识，很大程度上是拜灾难疾病所赐。

就像神手宏哥，他不是因为身体病痛脊髓炎，

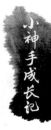

215

就不会结缘手足反射疗法，也不会因此入医道，成为此中高手。

张仲景不是因为家族人在流感伤寒中死伤过半，就不会勤求古训，博采众方，著《伤寒论》，攻克疑难，成为千古医圣。

孙思邈不是从小体弱多病，为治病用尽家财，就不可能发大医精诚，只有切肤之痛够深，发心誓死要救含灵之苦才够切，所以成就了药王的一生。

我觉得有点小病小痛，不应该看作是忧虑，应该欢喜。思量死亡苦，有病就是福。

有一位大德师父，在临命终前，大批弟子围住，想听师父最重要的嘱托开示。

大德师父由衷叹道："我无德无能，一生能做这么多事情，全靠这句话。"

弟子纷纷竖起耳朵，拿笔记住，究竟是什么样的话让师父有这么大成就呢？

谁知这位大德师父只是淡淡说："勿忘世上苦人多。"

现在有点小病小苦，但不要忘记这个世上大病大苦的人还多着呢！对方都已经够苦了，你还会为他生气，与他计较吗？这一念想通，人身嗔恚之火居然从头清凉到脚。

你能以自己病苦之心去体谅他人病苦的行为，那么他人的所作所为，你都能包容，能宽恕，能谅解。你的胸怀能像天空一样能容，你的品质将像大地一样能承载。这样生个小病就不再成为你的绊脚石了，相反这小病渐渐成为你的登山阶梯，爬高的垫脚石。

《菜根谭》讲，人生福祸全在于念想。你有了这个正能量的念想，即便你做低下的足底手艺，都将头面生光，你缺乏这一念想，即便你做再高的顶尖企业，你照样面目难看。

古人讲，吃一堑，长一智，得一病，增一慧。可有人屡得病，却不长心智，反复摔倒吃亏了也不长慧光，为什么呢？

就是因为他没有这个正能量的念想。所以真大慈大悲，行住坐卧，爬山习劳，都长住极乐净土。

若小肚鸡肠，即禅堂苦坐，三时系念，如同刀

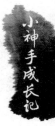

割剑戟。所以我不知道哪个学生功夫高，资质好。我只知道哪个学生能常做体恤世上苦人多，常心念调柔。他必定能走得更高、更远、更辉煌。

小神手成长记

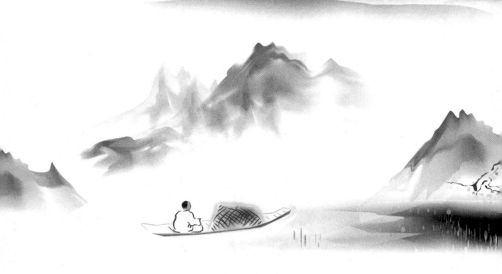

39.
勤刮锅底理论

用过柴火灶的朋友，一段时间后会发觉，为何灶底火烧那么大，锅内炒菜的火力却不够了。原来锅底积了一层厚厚的锅底灰，一旦把锅底灰刮干净，再烧火时，一点点的柴火就能将锅烧得热烫烫，菜很容易就炒熟了。

而人体脾胃像个腐熟水谷的大锅灶，肠道壁上长期不

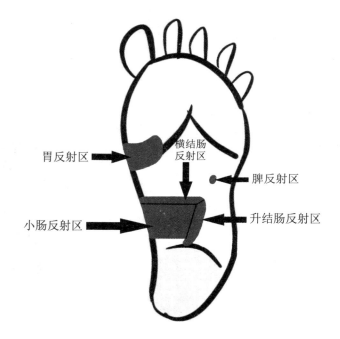

胃反射区 横结肠反射区 脾反射区 小肠反射区 升结肠反射区

清理，就像吃饭碗不洗，必定会粘一层垢积。结果吸收消化障碍，人就没劲。

　　一旦用按摩棒将足底肠胃反射区刮通，好像刮干净锅灶底一样，火力迅速透上来，营养轻松无障碍吸收，人就变得容光焕发，精神百倍。

　　揭阳一位教师，亲自驱车来到知足堂，等都要等洪涛帮他做完足底反射疗法。

　　我说："你在揭阳市区找医生更划算啊，何必要开车数十公里，车油费都多过治疗费了。"

这位林老师说："我不是没去市区找医生，我认为危急重症要送大医院，疑难杂症还是民间有奇人。像我长期脖子酸痛，上第二堂课人就没有精神，到了中午大家吃完饭我还没有食欲，胸闷堵塞，活着很没有滋味。我关注中医普及学堂也有段时间了，早知早点过来。第一次按完脚，整周都舒服，上午讲课有精神，中午吃饭不厌食，晚上心胸闷塞不见踪迹，睡眠好了。"

奇怪，怎么没依靠任何消积解郁药，也没有吃任何补能量提神的汤，怎么能让一个疲倦厌食不开心的老病号，露出久违的微笑，以及鲜花般灿烂的精神？

因为你将给世间大量巨量无量的疲劳众生，郁闷众生，厌食众生送去最好的礼物——容光焕发，精神振作，饥肠辘辘，吃嘛嘛香。让能走能吃能睡能笑，不再成为不可能的高艰难。

随着洪涛看完《任之堂经心悟记》和《万病之源》这两本书，很有自信地说，世间好语书说尽。天底下这些好道理，尽载于书中，我把人体肠胃看作锅灶，锅底柴火很多，但锅底灰很厚，火力照样不能充分透过。好比人营养吃很多，可肠道壁的垢积却很厚，这时肠子壁就不能充分吸收透。

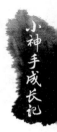

小神手成长记

用按摩棒找到足底反射区，像刮锅底那样刮足底肠胃反射区的那些粘连、条索、板结纷纷被刮磨掉。就像锅底灰刮干以后，一小把柴的火力就能迅速透入锅底。肠胃没有绝缘障碍，清粥淡饭顺利吸收，都身强力壮，活力充满。肠胃有了隔阻、积滞，山珍海味亦吸收不良，照样精神不振，身体疲乏。

听完洪涛这样描述，大家都喜欢赤脚了，并且真正爱上赤脚。因为做十次的足底按摩，都没有一次赤脚穿越刮磨掉身体垢积那么干净。

可见一个道理真悟通，你不单能用于按摩足底反射疗法，更重要你可以用它来指导养生练功。除了自强、自立，任何他人的帮助，外界力量都是暂时的。

要想真正容光焕发，精神振作，须知功夫自苦练中出，精神从克难里来。

 小神手训

《小神手成长记》这部书就快到尾声了，四十个理论带给大家的是四十个思维方法，每个思维方法都可以演变出无穷无尽的招式。

这段时间不断有出色的针客、推手过来交流，与洪涛切磋。他们不约而同，异口同声地赞叹道："你究竟精研此道多少年了？"

　　当他们听闻洪涛只是密不间断地修学个把月时，都惊叹说："不知是你天赋异禀，还是曾老师训导有方，还是手足反射疗法这套东西简单易学。"

　　我笑着说："一个人才他能够像锥处囊中，脱颖而出那样，必定具备四个条件。一是明师引导，师哉师哉，学子之眼目也；二是个人的禀赋，洪涛一来，我就说，他是土型人，气力大，做手足反射疗法不单考验你的技巧，背后更考验你的内力、魄力；三是长期勤修苦练，有了明师跟天赋，就像玉石一样，通过勤修苦练，好比打磨掉石皮，玉光珠色，便渐渐透出来；四是每天临证，学以致用，炼兵要上战场，练功夫就要上临床，熟读王叔和，不如临证多。"

　　洪涛在学习期间，任劳任怨，勤修苦练，没有一天不是同我一样从头到脚汗湿衣衫的。

　　因为我们共同相信，如果真有天才，那一定是

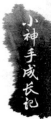

汗水天才，如果真有功夫，绝对是从苦练中来。一个人不难于初发心的勇锐，而难于长远心的久恒。初心不难于勇锐，而难于久坚。

一日的积极热情像小火，日日的积极热情，就是燎原大火。海里的海水是不拒每一滴水，伟大人物的成就也是把握住每一次出汗水的机会。

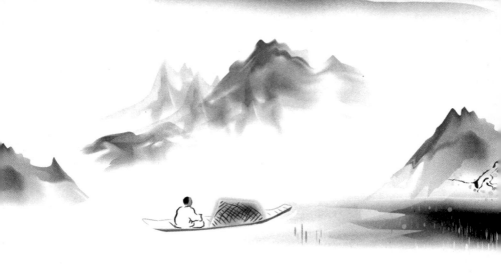

40.
风动舟行理论

风平浪静时，舟船无风不动静止在那里，风吹浪起，舟船就随之扬帆万里。

但凡人体的瘀血痰湿停留在经络脉管，如同舟船停泊在江边，如非大风巨浪，舟船出不了港湾，若非气血流畅，痰湿瘀血疏泄不畅。

所以按摩棒点按足底，就像江心抛掉石头，产生的阵阵涟漪，会把杂质推波助澜吹走。连续点按，产生连续的波澜，血脉随之推按力一大一小，将痰湿荡涤出体外。

我们一群人推着自行车下乡义诊，准备开创第二部《小神手闯江湖》。我看到江边湖泊中央居然非常干净，杂质都被波浪挤到两边。

我灵机一动说："洪涛，你看这些江湖，为何漂泊的垃圾，都不在湖中心和溪中心呢？"

洪涛灵机一动说："因为中央风大，水流动力大，那些污浊停不住。"

我听后点点头说："观察天气物象，就知人体气血流动之理。凡污浊痰湿，如同飘荡在江面湖泊上的垃圾，垃圾遇到大风大浪大水，就会被吹走，冲到下游。"

人体瘀血、痰、湿遇到慢性耐力运动，负重锻炼这呼吸大风，以及我们赤脚按摩挑担，汗出淋漓的大雨，加上深呼吸后如饥似渴般迅速的大浪。这样大风、大雨、大浪一冲击，浑身上下的瘀血、痰湿被冲到下游，泄洪一样被排出体外。

像小说里写的那样易筋换骨、伐毛洗髓，周身无处不通，无处不暖。好像大风雨后，天空变得特别清新一样。

洪涛听完后，豁然开朗说："曾老师，您一直鼓励我办培训班，我信心都还不够足，今天经您这么一讲，我一下子众理圆通，信心大涨，好像悟通后，觉得以前这些棘手的问题，都不那么困难了。"

结果大家都一起下车推车上坡，皆大欢喜，信受奉行，负重锻炼，推车上坡。

小林说："我从珠三角过来，深受曾老师大恩，践行曾老师教的负重锻炼，我多年的老寒胃好了很多，如果不是曾老师讲的医理如此平易近人，通俗易懂，我不会践行得这么如痴如醉。"

洪涛说："谁能想到足底按摩发汗就是下雨，补充水分就是血脉经络起浪，反射区痛到深呼吸，就是脏腑经络在兴风，这样兴风作浪又暴雨，身体冲刷过一遍后，再污浊的江湖，都变清新，再脏的道路都变洁净。"

如同冲过的厕所，洗过的轿车，人见人爱，花见花开。这一番道理一讲明，莲花、汤子、阿伟、小谦、小明这些随行义诊团，对出汗负重不再是皱眉抗拒，反而是欢喜乐受。

我认为对他们最好的健身器材，都不如转变他们的锻炼意识来得更重要。你能够把吃苦当作享受，出汗当作补药，负重深呼吸当作伐毛洗髓，脱胎换骨。

小神手训

　　每天早上湖心亭讲学不断，每天上午知足堂门户常开，每天下午农耕堂挥汗如雨，每天晚上功夫堂密集冲拳练力不止。

　　看到如此密集的特训，人问："曾老师，何苦呢？"

　　我笑着说："功夫堂墙上写道，持戒精严不是苦，先苦后甜方是福。和古代大师一天108定课比起来，我这几小时的定课，又算得了什么？"

　　我认为定课像吃饭一样，到点了就要吃饭，长期缺食，不规则吃，或乱吃，胃就要出问题。一个人长期间断了练手脚功夫，动作就会生疏。间断了讲学听课，脑子就会笨拙；间断了笔记看书，心神就会昏塞。

　　所以主席讲过一句话，饭可一日不吃，觉可一夜不睡，但书不可一日不读。同样功夫定课讲学，就像饮食睡眠一样不能少，不可断。

　　我的讲堂、义诊中心、知足堂、农耕堂、功夫堂，这些定课不敢断。就好像一个人每天都不敢断

 228

饮食吃饭一样。

水谷精微能保你身心安康，而讲学特训，定课却能保你智慧无量。所以有句话叫静定生智慧，可你在那里枯定不一定能生智慧。

山上巨石屹立在那里多年能生智慧吗？

我认为静是心里的平静，而定呢？却是每日定课功课不间断，用平静的心，每日坚持做有意义的定课，才会生源源不断的智慧水。

所以我一般不轻易做事，一旦决定要出手，做事时必定风雨兼程，定课不断。

像登山一样，直指到顶峰。

宁可慢，不可站，这样的做事风格，为人处世，就能迅速在某行业中占有一席之地。

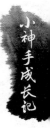

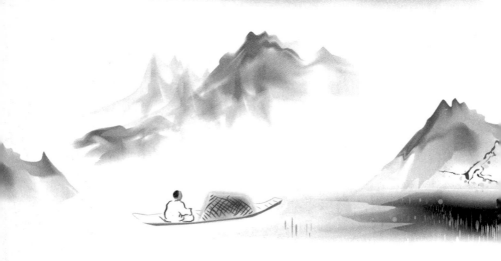

附　录 A
手足道论

🏵 道源总论

　　盖天圆地方，天清地浊，清气上聚于头，浊阴下注于脚。

　　清升浊降，太极妙运其中。

　　头旋脚动，一气周流常通。

　　太极当观升降，气机最贵循环。

人体之中，形骸与血气，相辅相成。

周身上下，内脏与四肢，经脉连通。

牵一发可动全身，按一指可运脏腑。

愚者以为天方夜谭，智者却称小菜一碟。升降浮沉，神变化无穷。

按摩导引，法不可思议。

血气流通，百病清除。

一有滞塞，暗疾内生。

脚乃至贱之处，善按可医头面之疾，曰上病下治。

手乃肢端末梢，能磨便治内脏之痛，曰内病外治。

故高以下为基，贵以贱为本，内以外为撑，中以旁为护。

真明理，便无高下贵贱之分，贫富一视同仁，顶起头面乃双脚。

若悟道，何来内外中旁之别，亲疏无分彼此，喂养脏腑在两手。

一无分别，顿悟大医精诚，随时祥云拱照。

稍有较量，难以登堂入室，到处刀戈剑戟。

此番感悟，得遇刘神手后悟出。

出口成章，开创知足堂时印证。

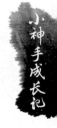

诸多案例堆积，不得不信。

患者口碑成河，下笔如神。

不敢自私独食，利他才是世间第一等学问。

唯愿分享大众，传承乃为中华五千年医道。

❀ 手足开关论

夫至道要门，无诚不入，无恒不远。

盖手足妙义，非信不传，非谦不承。

运指旋棒，触处皆通，哪怕疑难痛症。

神安志定，所过者化，何妨困厄艰辛。

血气如粮油，七窍若孔漏，身体似瓶罐。

宜都摄六根，守真志满，自可精充神足，渐盈大器。

手足如开关，经络若线路，脏腑似灯泡。

常点按手足，导引拉筋，当然五脏安和，六腑顺通。

譬如鼻不通气，张口呼吸，似烟窗堵塞，苦闷难耐。

财神穴按压，可壮肺气，打开魄力之门，真是棒下鼻开，财运滚滚来。

又如失眠多梦，辗转反侧，同翻煎鱼干，长夜漫漫。

快睡穴搓热，可生肾水，收降心内之火，实乃水火既济，一觉到天明。

铁不炼不成钢，人不训不成长。

力量越用越出，精神愈苦愈明。

精诚所至，一门专练，长时熏修，自然指下通神，蒸蒸日上。

身先士卒，吃苦在前，克难抢先，便能肝胆相照，欣欣向荣。

此是训师之言，非独练技之语，愿小志短者，安能得窥其奥！

❀ 摩擦生热论

双手摩擦可生热，钻木不停能取火。

肌肤冷麻痛，摩擦生热，温通百脉，如大地回春，积雪消融。

脏腑冷痹塞，钻木取火，缓和四肢，似离照当空，

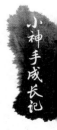

阴霾自散。

　　寒风刺骨，左手搓，右手暖，左右互相都取暖。

　　人心冷漠，我心热，你心开，你我一起来热心。

　　脏腑搓得暖洋洋，五脏六腑没沉寒。

　　手上按得松软软，奇经百脉皆通畅。

　　白天往上按刮，清醒精神。

　　晚上往下抚顺，平静入睡。

　　谁话失眠难愈，足底搓暖微笑入梦。

　　莫说心烦不去，十指摄通眉间舒坦。

　　言出必践，如赴军中约，上乘美德，可为堂主。

　　按摩尽心，如撑逆水舟，一品功夫，堪当人师。

　　今日摩擦能生热，初心不退，他朝淤泥必出红莲。

　　现在钻木可取火，精进不止，未来茅棚定现宰公。

❀ 热胀冷缩论

　　天地暖和万物生，膨胀通畅身体好。

　　天寒地冻草木凋，收缩闭塞人难熬。

　　是故：

　　艾灸可温阳，生姜能暖热，常按脚部更驱寒。

日晒能通畅，热粥可温经，勤搓双脚真除冷。

恶疾虽艰巨，至诚像春阳，坚冰也可渐渐化。

顽疾再难除，恭敬如火炉，硬铁终能慢慢融。

顶礼佛足般诚敬，10 岁女孩能愈病。

鄙视脏臭的存心，百岁中医难疗伤。

眼睛雪亮，源于自信升起。

颈腰挺拔，实乃精神充足。

将病做好，心有余欢，哪管脏臭。

替人解急，脸生微笑，何论苦急。

唯热心，热诚，热情，令百脉畅通，鼻塞开放。

独冷漠，冷淡，冷言，让肢体僵硬，关节疼痛。

为法忘躯，水平如火箭上太空，无人可阻。

利人忘己，造诣似春风开百花，势不可挡。

墙壁虽千疮百孔，不论名利，终成宗师。

大厦即金碧辉煌，尽谈金钱，沦为庸工。

造化人才乃稗印，陋室大儒，横空出世，如天花乱坠。

培养英杰效孔孟，瓦屋公卿，遍地开花，似地涌金莲。

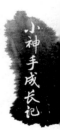
小神手成长记

🏵 胶钳生锈论

见一叶落，可知秋凉。

察人言动，可卜吉凶。

近取诸身，远取诸物，当知触类旁通。

洒扫庭除，运水担柴，不外平常是道。

胶钳生锈，捶捶打打。

周身僵硬，戳戳按按。

掐合谷，点太冲，开胃解郁利关节。

管住嘴，迈开腿，轻身耐劳可延年。

动一动，少生一病痛。

懒一懒，多喝药一碗。

故面宜常摩，发宜常梳，眼宜常运，耳宜常搓，鼻宜常捏，舌宜常搅，齿宜常叩，项宜常温，肩宜常旋，胸宜常开，背宜常晒，腰宜常转，腹宜常揉，手宜常甩，腿宜常踢。

此皆摄生之理，寿康之道，若问修心之法，可观《知足赋》：

能知足者，天不能贫。

能忍辱者，天不能祸。

能无求者，天不能贱。

能忘我付出者，天不能病。

能不贪者，天不能死。

能随遇而安者，天不能困。

能造就人才者，天不能孤。

能以身任天下后世者，天不能绝。

故曰：

贫祸乃人体锈迹，何以去除？知足忍辱。

病贱是身上瘢痕，怎么洗刷？无求付出。

困死是贪字腐蚀，孤绝乃私气锈入。

唯以大公之锤乃能打生锈之躯，必用育人之油方可润僵硬之体。

锄头松土论

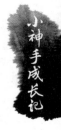

心与意合，意与气合。

气与力合，力与手合。

手与棒合，棒与足合。

人与我合，我与天合。

是故：

身心要交融，一气可周流。

心物乃一元，人我需打破。

功夫在常练，知行能合一。

身如田，田分内外，内田心耕，外田力耕。

心在于正，正则浩然长存。

力在用勤，勤则五谷丰登。

植物根于土，脏腑长于肉。

田荒土硬，庄稼难开根。

锄头大铲，土松大丰收。

人懒身僵，脏腑易板结。

手舞足蹈，身通气血活。

以棒为锄，三犁三耙，深耕胜施肥，如此则肌肤温润亮泽。

以手作铲，来回刮运，松土赢食药，这样便膝理开合有度。

古云：学所以治己，教所以利人。不学则不智，不教则不仁。

勤于讲学，循循善诱，贵在妙趣横生。

勇于改过，埋头苦练，不断精益求精。

此教学双修，仁勇并进也。

用心坚持，毕恭毕敬，无私无邪，必能足下生辉。

放下名利，克勤克俭，无欲无求，方可乐此不疲。

答帚扫地论

一帚常在旁，有瑕即扫地。

转摇缓步移，帚来尘不留。

既能解烦郁，亦可平血气。

扫帚名除垢，观照断烦恼。

一步一答帚，一念一菩提。

此是扫地法，除垢又延年。

手足如屋室，拐弯抹角，藏污纳垢。

扫地同摩脚，一处不漏，密集点按。

疼痛如大药，可调周身之气。

汗出当落水，能洗遍体之尘。

一身不扫，何以扫天下。

根尘不净，何以净人间。

是故行住坐卧，应对进退，着衫食饭，从朝至暮，从暮至朝，时时觉省，处处用功，以心为镜，触物起照，若或妄念一起，当下扫除，不留片尘。

破柴房，旧桌椅，节衣缩食为助人，苦亦乐。

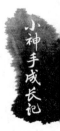

居闹市，住华屋，纸醉金迷图安乐，乐亦苦。

八卦炉上，练就火眼金睛。

知足堂前，捏出回春妙手。

童稚子，能忘我，有口皆碑效称奇。

三六零，无死角，整体扫荡碎疾病。

八十翁，莫悲叹，枯木逢春手足暖。

强体魄，是根本，徒手疗法显功夫。

能否成事，看推磨扫地。推磨须大力，扫地要细心。

如何见道，看运水担柴。运水在平静，担柴见耐性。

身尘易拂拭，心地难洒扫。

诵此扫地歌，根尘自脱落。

歌曰：

扫地扫地扫心地，心地不扫空扫地。

人人都把心地扫，世上无处不净地。

⚘ 泄洪减压论

诗曰：

世人皆爱金，我爱刹那静。

金多乱人心，静见真如性。

天有不测风云，人有旦夕祸福。

急则静之，静则生慧，慧可应急。

每逢大事，须有静气。

突遭急难，莫忘安然。

纵然洪水滔天，恰似闲庭信步，当知泄洪可减压。

虽遇急难中风，依旧稳如泰山，须明上病宜下取。

指头虽小，重力捏按，却能起死回生。

手足虽卑，搓红揉热，竟能解压除烦。

力量从对境中练出，胆识自临危中担来。

奋不顾身，一心赴救，何惧个人安危。

寸秒寸金，稍有迟疑，定会抱憾终身。

铁饭碗，金钵盆，一人富非真福。

一招鲜，吃遍天，一人强非真强。

求田问舍，胸中原无大志。

掀天揭地，方显豪杰本色。

帮人一时以力，助人百世用智。

益人一时以口，惠人百世用书。

焚膏继晷，十年书成，飞入寻常百姓家。

苦练绝技，功在不舍，一举成名天下知。

241

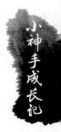

✿ 春阳融雪论

未改热心肠，全怜暗路人。

但能光照远，不惜焚自身。

面微笑，心存爱，待人有股春意。

沉住气，细推按，所言无非善语。

良言一句三冬暖，恶语伤人六月寒。

心柔百病息，念刚万邪起。

人之生也柔弱，其死也刚强。

物之生也柔脆，其死也枯槁。

是故柔能克刚，善可度恶，正能祛邪，春阳可融
雪，热心能化冷漠。

凡人血气遇寒则凝，逢温则行。

姜蜜水，暖脾阳。搓足底，通大肠。

深呼吸，气血强。水陆空，胜算增。

水穿石，棒磨针。功夫到，滞塞通。

虽榔头可碎冰，然无阳而不融。

即铁棒可破结，但无暖而不化。

自强不息，虽百折千回，依然精进不止。

志向远大，即千山万阻，仍旧勇往直前。

趁热打铁论

凡修此法，当念兹在兹，专注一境。

不怀疑，不夹杂，不间断。

身口意皆摄于一处，锲而不舍。

终日思维揣摩，不论得失，不计成败。

果能如此，必定成就。

摩擦生热则骨刺软，趁热打铁则增生化。

醋泡安神气血活，棒戳按摩浊垢去。

火大无湿柴，阳足能化病。

水热油自去，身暖筋自柔。

远寒凉，近温暖。

常磨脚，多干活。

则身如炉，可化一切阴寒积聚。

今日不练功，来日吃苦痛。

打铁还需自身硬，他力哪有自力强。

特训团练声威震天，自强不息病魔丧胆。

身强体壮正气自足，精神饱满邪不可干。

是故知足堂五不怕曰：一不怕脏。二不怕臭。三不怕苦。四不怕难。五不怕累。

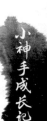

✤ 摇井论

道在平常，百姓日用而不知。

命在呼吸，人所必需而不觉。

常人之息在胸，真人之息在踵。

呼吸浅者命促，呼吸深者命长。

凡练功之人，当气沉足底，入地三分。关节松展，骨升肉降，六面浑圆，八方支撑。

劲起于脚，行于腿，主宰于腰，由脚而腿而腰，总需完整一气。

足为劲之出也，凡一放一松，无不从足底涌泉而出。

足为劲之入也，凡一收一紧，无不从足底涌泉而伏。

得此要诀，调身如摇井得水，上可润头面，下能滋腰脚，内可充脏腑，外能布肌表。

脾虚则九窍不利，肾虚则眼目无光。

足当井，棒作摇。

辨虚实，分气力。

实则泄，虚则补。

刮泻揉补，力大者为疏泄，力小者为补益。

气血津液上涌，则眼得血而能视，鼻得血能嗅，口得血而能润，耳得血而能聪。

夫人体动摇，则谷气得消，血脉流动，病不得生。

水利不行，农业不稳。

气血不足，百病欺负。

故常动常摇，习拳练腿，便能易筋塑体，转病弱为雄强。

世事洞明皆学问，人情练达即文章。

惊天事业书中出，举世文章笔下修。

故曰：

文能提笔安天下，武可上马定乾坤。

✿ 慢火煲汤论

练武不练功，到老一场空。

站桩口诀曰：两会一点一垂线，全身体重到涌泉。

手足道三字诀，软暖缓也。

疾风暴雨，难润深层之土。

熊熊烈火，难除荒草之根。

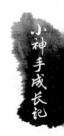

圣人传功不传火，火候不到，功夫难成。不论站桩，抑或摩脚，皆如熬汤之法，须大火煮开，文火慢熬，渐至松软暖透，周身发热，口生津液，汗出涔涔，自然寒凝包块，痰瘀结节，浊污脏垢，通通熟透融化。

老火煲靓汤，慢工出细活。

十年磨一剑，功到自然成。

不知饥渴为何因？肥甘厚腻又懒动。

看看乡下山里娃，赤脚奔跑白饭香。

渴时一杯如甘露，饥时米面赛山珍。

拉风箱，开肺门，纳气饱满火力强。

添柴火，健脾胃，运化燃烧气血旺。

初心不难于勇锐，而难于持久。

一日练，一日功，一日不练十日空。

勤习练，不退转，拳打千遍理自现。

《站桩歌》曰：

发系云天脚踩地，两臂松撑抱圆球。

十指茫茫放光线，气平心和体自安。

全身虚灵随风动，慢如游泳空气间。

向上托起千斤力，向下浮按手中船。

松紧自如得整劲，身体强壮似神仙。

医武同源要谨记，功行圆满自通神。

锈刀磨亮论

刀不磨不亮，人不练不壮。

刀宜常磨，则锈迹不生，能断烦恼。

镜宜常擦，则尘土不染，可鉴万物。

以安忍为石，以精进为刀，常磨常擦，身体锈垢得平，烦恼习气得减。

观想手如磨刀之石，病邪如锈垢，以意导气，以气运力，如太极推手，绵绵密密，循环往复。

勿忘勿助，无欲无念，

不急不缓，从容不迫。

呼吸吐纳，任运自然。

垂帘听劲，顺势而为。

是以循骨拨筋，捏肉搓皮，拨关转节，如行云流水，似闲庭信步，虽为治病，实为磨己身之刀，壮自身之气。

疗愈疾苦，立功也。

不取分文，立德也。

著书立说，立言也。

此为功德言三不朽事业，大丈夫当义不容辞！

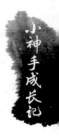

滴水穿石论

散乱是病，专注是药。

久病非片刻所能疗，积重非暂消所能化。

莫管他妄念纷飞，只贵在意上专精，棒下分明，力力接续，风吹不入，水泼不进，方有开山破竹之势。

所谓真积力久，而一旦豁然，喻如磨杵作针，水滴石穿，炼铁成钢者，定不诬也。

人道虽多门，却难以精通，全因不够专注持久故也。

智巧实为歧路，专恒方是捷径，此是千古修学之大秘，不可轻，不可忽也。

人体结石，如河床积沙，大水冲刷，兼棍棒搅拌打散。

贵在全方位无死角，密不间断，夜以继日点按。

愚公精神不可无，滴水穿石必须有。

世无难克之困，唯有怯懦之人。

身无难愈之病，唯有自弃之人。

至乐无如觉悟，然得遇明师，亦是人间一大幸事也。

古德云，从明师受诫，专信不犯，精进奉行，不失所受。

又云，不怀疑，不夹杂，不间断，果能如此制心一处，则无事不办。

是故无论修学，乃至疗病，持此专念之道，虽小木棒，亦如金箍棒定海神针，所过之处，病魔妖邪，无不退避三舍，莫敢撄其锋。

🉐 开山凿泉论

杂有绮语修一年，不如止语修一月。

夫志于此道者，不论外饰浮华，止贵真修实干。

不必定要华屋，瓦房旧舍则可。

亦不必驰求富贵，三餐温饱则可。

虽曰财色名食睡，人之所大欲也，然亦是堕落之根。

当外息诸缘，内除五欲，蠲涤六尘，以湛然之性体，修悟身心之大道。

总归诸苦皆源于贪欲，知足方能常乐，莫向外求，可矣！

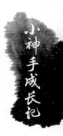

其巅顶也燥干，其谷底也润泽。

头面如巅顶，手足如山谷。

五指如山峰，指缝如泉眼。

摩热手足，凿通指缝，水涌泉出，火气平息，则炎炎火热，赤赤干燥之象，如普降甘露，火气下行，复得清凉。

干活须用十分力，闲谈不过三秒钟。

若能不留半分，全然付出，心无杂念，全神贯注，如鸡孵卵，如火煲汤，如炉炼丹，自然无边利益，自可亲得。

练技实为炼心，一切功德莫不从此出。

耐心细心信心热心恒心，此五心圆通，则无事不成。

《知足诗》曰：

畏寒时欲夏，苦热复思冬。

妄想能消灭，安身处处同。

草食胜空腹，茅堂过露居。

人生解知足，烦恼一时除。

🏵 电梯升降论

道在呼吸，道在日用平常！

举手投足间，锄草铲土中，即是导引吐纳，搬运气血。

因按生痛，痛则神归，痛可通达。

如练功之人，神到意到，意到气到，气到血到，血到力到，如此则可调一身之气血，聚散升降，全在一念尔。

气血聚于手足，则身躯头面为之一轻，而手足得温。

如电梯升降，内里搬运气血精微，则可互通有无，实者得泄，虚者得润。

《养生诀》云，头顶清凉，手足温暖，天清地宁，寿自绵长。

医理圆通，即一根按摩棒，一幅挂图，一条心思，离苦得乐，如探囊取物，易如拾芥。

懒惰是病，勤动是药。

心宜静定，身要常动。

君逸臣劳，垂拱而治。

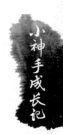

心神安泰，手脚常劳。

习劳则神钦，袖手则气闭。故曰：

劳动乃最尊贵之修行也！

❀ 石磨豆浆论

饮食之道，贵在安详。

细嚼慢咽，觉知当下。

昔人问禅师如何修行？

曰：吃饭时吃饭，睡觉时睡觉，守住身，安住心，定住神，虽终日俗务缠身，亦终日逍遥法外。

于手足按摩时，宜缓慢从容，不急不缓，如石磨黄豆，碾压旋转，豆粒大而化小，小而化浆，结节条索，悉皆消融，血糖血脂，食积瘤结，亦复如是。

功夫全在于耐磨而已！

至诚付出，只问耕耘，不问收获，但自磨杵，莫管功效，公道在人心，人情胜似金玉。

以棒为磨，以足底结节条索为豆，来回旋转，如切如磋，如琢如磨，专注用力，紧贴不离，持久耐心为要诀。

只炼不说，只干不讲。

空谈误己，实干强身。

保证睡眠，充够精神。

功夫自吃苦中练出，境界从吃亏中提高。

耕牛精神必须有，猛虎魄力不可无。

能否成事，看推磨扫地。

举贤任能，观耕田爬山。

朝晨头早课义诊，上昼时摩脚写作，当昼时午休蓄能，下昼时荷锄担水，夜幕头晚课练功，虽寒冬亦热情如火，挥汗如雨。

如此磨炼，旧汗排出，洗净身心，脱得凡胎成贤圣。

湖宽游鱼众，天阔飞鸟多。

身安道才隆，精充神自满。

欲得灵机巧论，须从强大体魄中来。

想要奇思妙想，先从锻炼意志中求。

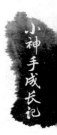

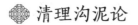 清理沟泥论

世上本无癌，只是瘀和堵！

堵于血管曰微循环障碍，堵于心脏曰梗，堵于毛细血管曰瘤，堵于肝脏曰肿瘤，堵于子宫曰肌瘤，堵于乳腺曰增生，堵于甲状腺曰结节，堵于脸上曰痤疮，堵于皮肤曰疙瘩，堵于腿上曰曲张，堵于黏膜曰囊肿，堵于颈部曰颈椎病……

凡此种种，总归血脉不通，疏于锻炼，饮食过度，以致淤堵成疾，变生百病。

当知清理淤泥，水流自畅，浑浊可澄净，储量增大，再无淤堵疙瘩。

按脚底反射区，如刮淤泥，除锈垢，通堵塞，浊垢排出，新血复生，推陈出新。血脉随之通畅，精神为之焕发。故曰：

清气上扬，浊归膀胱。

二便通畅，幸福安康。

经脉闭塞，消积冷漠又音啬。

气血通畅，积极热情还大方。

身心不二，心可转身，身亦可转心，身心可互转。

故常练功导引，则血气滚滚，力拔山兮气盖世。心里常生慈悲，时时处处不起贪嗔，则气息绵绵，身心调柔。是故：

心存善，面微笑。

迈开腿，心胸阔。

病有千种，苦有万般，吾皆以仁智勇破之，常攀此三座大山，可对治懒惰众生，傲慢众生，懦弱众生，邪淫众生，病苦众生。

遇强则强，愈难愈勇！

战无不胜，攻无不克！

又何惧区区疾病！

❀ 搓洗衣服论

发宜多梳气宜炼，齿宜数叩津宜咽。

子欲不死修昆仑，两手揩摩常在面。

头象天，足象地。

摩面则神光飞越，搓足则浊降清升。

常行搓摸，使皮肤发红，腠理暖热，容颜得以不老，血脉得以常清。

搓脚如洗衣，宜先温水浸泡，如脚按暖，放入洗衣粉，如涂上按摩油，再用手搓揉，如按摩棒来回刮擦点按，最后衣服光洁如新，身心颜面如洗。

力不及之处，脏垢不会自动跑掉。

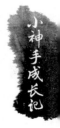

全方位搓按，重在下焦膀胱大肠。

水道通畅，全家不臭。

胱肠不堵，周身清洁。

接地气，少病气。

接人气，少脾气。

圣人无常心，以百姓心为心，近处不能感动，未有能及于远者。

欲成就绝技，须具五力，方能层层深入，由筋骨而肌肉血脉而皮肤，由内而外，托邪而出。

何五力？

强大力，持久力，温柔力，均匀力，渗透力。

 ## 蒸馒头论

正气存内，邪不可干。

邪之所凑，其气必虚。

古之真人，提挈天地，把握阴阳，呼吸精气，独立守神，肌肉若一，故精神内守，病安从来？

常练桩功者，其气多充，气血多盈，如球得气膨圆，馒头得热饱满。

神注于手足，按摩揉捏，手足则可四时常暖，筋骨调柔，百病不生。

头面皱巴冷馒头，足底锅灶火一生。

火力先从涌泉冲，涌泉冲破渐至膝。

膝上缓缓到膝底，膝底蒸热暖心胸。

心胸温和有火力，上蒸头面不须疑。

头面膨胀就饱满，斑迹皱纹纷纷去。

真肯吃苦耐劳，虽修学短暂，后起之秀必顿超前辈。

若能越搓越勇，即入门尚早，初生牛犊将征服恶疾。

若无良师，众按摩手，好像暗夜行路，不见光明，容易迷失。

真造人才，众初学者，好像导航在车，油门加足，必至目标。

✹ 热水洗碗论

病在上者，取之于下。

病在下者，取之于上。

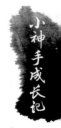

病在左者，取之于右。

病在右者，取之于左。

病在中者，取之于旁。

病在旁者，取之于中。

气血以流通为贵，若有一处滞塞，诸疾生焉。

是故病在头面，排浊在脚。温水浸泡，进而点按足底，如热水洗碗，污垢油渍脱无芥蒂。

世无没有神奇之法，只有平常之法，平常之极，乃为神奇。

欲修无上大法，先做日常家务。

温则通行，寒则凝滞。

迷则病症复杂，明则一理圆通。

污垢粘堵于血管，则心胸闷堵，粘于肠腑，则肚腹满胀，粘于头面，则痤疮瘢痕。

若明温通排浊之法，自然陈莝去而肠胃洁，癥瘕尽而应胃肠，使上下无碍，气血宣通，并无壅滞，不补之中有真补存焉。

🏵 泥团粉碎论

躁者静之，浮者藏之。

心性不定，则气息起伏，是以神形相离，意气相背，则运力粗拙，棒下滞塞。

恒心、耐心、专心、细心各为君臣佐使，以智慧为水，爱心为火，放入开心锅中熬炼。

行者服此大药，便能安神定志，无欲无求，慈悲喜舍，常行济世救人之事。

农谚云，深耕胜施肥。精耕细作，泥土粉碎，则作物丰收。

人若能于纷繁妄想心境中，寻一片净土，事一心不乱，理一心不乱，散乱之病又何以畏惧？

哮喘病，有两点。

肾不纳，痰块堵。

按足底，气下沉。

硬变软，软变稀。

大变小，小变少。

医道不难，唯用心者得之。

功夫须练，在农耕中获得。

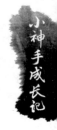

不离不弃为仁，不急不缓为智，不慌不忙为勇。

是故不怕山高怕无路，不怕无路怕无仁智勇。

❀ 震荡洗瓶论

抖动歌曰：

脖子抖动头脑灵，肩肘抖动手臂轻。

腰部抖动固根本，脚膝抖动步如飞。

脚掌抖动足跟稳，全身抖动气血顺。

一日抖三抖，活到九十九，习此功法，可抖擞精神，通经络，调百病，使气血通透，脏腑调和，周身浊垢亦能纷纷脱落。

动作要领：全身松立，眉间松，面微笑，两足站立，与肩同宽，两手自然下垂，两足微屈，全身上下抖动。

点按足底，兼跺脚抖动，如震荡洗瓶，浊毒下沉，身心轻安，头顶舒畅。

上焦得通，津液得下，胃气因和，微微汗出，身心若解缚松绑，口臭鼻塞，胸闷肚胀诸症俱消。

苦练绝技，勤于习文，自然家不缺米，灶不断烟，茅屋不漏，布衣常缠，无忧无虑，淡定延年。

修数百年崎岖之路，造千万人往来之桥。

点夜灯以照行人，造河舟以济人渡。

出手必是家国情怀，开目都属世界眼光。

所做皆为天地担当，言说尽显宇宙一家。

提壶揭盖论

所谓病在下取之上。

肺为上焦，而膀胱为下焦，上焦闭则下焦塞，譬如滴水之器，必上窍通而下窍之水出焉。

此开鬼门，洁净府，提壶揭盖论也。

昔有张氏以防风、苏叶、杏仁、枇杷叶提华盖，而患者汗出尿通，水肿全消。

今有知足堂刮按足底膀胱反射区，汗出发热，尿闭得通，头面炎热随之而解。

又有徒步远足，山林穿越，上下颠簸，汗出淋漓，心胸开展，结石随尿而出，大呼神妙！

鬼门是汗孔，净府是膀胱。

尿道是壶嘴，毛孔是壶盖。

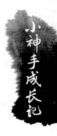

按脚是提壶，汗出尿自通。

奋笔疾书，好记性不如烂笔头。

埋头苦练，巧用药不如勤按脚。

学到的要懂得教人，赚到的要懂得给予。

灵感源自于教学育人，功夫成长于解除疾苦。

釜底抽薪论

诸苦皆从贪欲起，不知贪欲起于何。

因忘勤修戒定慧，妄念纷飞总是魔。

人之贪欲，犹如烈火烧柴，身心俱燃，若离贪欲，如扬汤止沸，不如釜底抽薪，瞬息清凉。

少欲知足，火因淡泊而潜降。

安住当下，气随宁静而敛藏。

脏腑积滞炎热，戳破足底结节，气血通达周流，积滞得以消散，炎火得以敛降，使上热得清，下寒得温，气机复归如常。

见病不能治，皆因少读书。

有理讲不清，皆因少读书。

古曰：座上书多方是富，屋有瀚墨不叫贫。

功夫学到手，不患吃没有。

古书读进肚，才是真的富。

德往上比则知耻，知耻而后勇。

欲往下比则知足，知足而后福。

有德者如大禹，一年成聚，二年成邑，三年成都，如众水归海，众星拱之。

真家和孝顺，必东成西就。

若敬老尊贤，则南通北达。

✿ 雨后清新论

《清静经》曰，降本流末，而生万物。

于妄念纷飞，尘劳烦闷之际，觅一静处，放下身心，微运四肢，闭上双眼，单腿金鸡独立，至微微汗出，可洗心涤污，如雨后清新，纤尘不染。

动其机，万化安。

譬如阴晦，非雨不晴。

人体浊阴不降，清阳不升，胸闷脑涨，如阴云密布，灰尘满天，天不布雨。

从足尖至足跟，以通脉发汗法，点按足底，汗出鼻

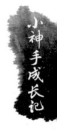

通，血气畅快循环，此升清降浊，天降甘露之法也。

浊阴下降，胸开闷解。

汗水流淌，头面清爽。

汗出一身轻，肠通一身劲。

劳动是最尊贵的修行，出汗是最美妙的良药。

一日一身汗，疾病靠边站。

半月不出汗，到处找药罐。

故曰：流汗不留病，留病不流汗。

手拧毛巾论

毛巾水湿，拧挤则干。

人身急慢性水泻，腹痛腹泻，如同毛巾漏水。

《经》云，清气在下，则生飧泻。

搓按足底，拧挤脚脖子，汗出清阳升，则泄泻
自止。

富人吃药，穷人泡脚。

迷者找药，智者按脚。

上等疗法，根于底部足下。

妙不可言，源自勤搓拧按。

是以南方多湿，行医者若不通治湿之道，则寸步难行。

饮食宜清淡，太阳要多晒。

动作宜旋拧，健康需勤走。

以身为毛巾，旋拧手脚周身，要诀是旋拧定，旋即旋转也，拧即螺旋力也，定即定住不动也，习练莲花五旋坐，或分散旋拧皆可。

❀ 桌脚磨平论

揉腹之法，总归于平调阴阳，安和五脏，顺通六腑，使之气血周流无滞，经络流注以时。

以手覆于神阙，待气集于掌下，缓缓按入，紧贴肚腹，如太极圆转，以手引动腹中血气，循环无端，周而复始。

则虚者得补，塞者得通，上实得以下输，中满得以四达，升降上下，开合内外，一气周流，阴平阳秘，百病俱去。

不平则鸣，如桌椅不平，摇动不已，桌脚磨平，自然四平八稳，安若泰山。

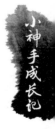

经络脏腑有不平之处，必有鸣响躁烦之音，脚部必有包块条索结节，只需按平按散，调平虚实，躁鸣之音自熄。

人之有不平之气，方有不顺之意，七情之病，亦复如是。

以手法药物，养生练功，及心理疏导，解开重重束缚。

则气平而后身安，身安而后心静，身心安和，诸症自然消无芥蒂。

格物致知，取类比象，则医理精义唾手可得。

不惧缺衣少食，无名无利，最怕不觉悟，不明理。

是故：

满腹才，不怕运不来，

真明理，名气必大开。

穷则富之，富则教之。

穷要养猪，富要读书。

文教乃万世太平之源。

自然是天下安稳之根。

南水北调论

天之道，补不足而损有余。

顺天而行，则风调雨顺，五谷丰登。

逆天而为，则灾殃四起，疾病丛生。

饮食有节，起居有常，不妄作劳，此为摄生之道也。

上下有病，当治其中。

以按摩棒疏通中焦，使上焦得通，津液得下，胃气因和，津津汗出而解。

若南水北调，沟通交流，调实养虚，则盈者不涝，虚者不旱，皆在于中枢得运，使上下交通，寒热中和，水津四布，是以心烦得解，脚冷得暖。

心为火之源，肾为水之主，中焦脾胃湿气弥漫，则水火不能交通。

水寒脚冷膝盖痛，心火闭塞在胸中。

脾胃按通得转运，水火既济上下和。

人若能常浪迹山林，高歌狂啸，使心胸之气得畅，脾胃之气得运，肝胆之气得舒，腰肾之气得化，自然：

神清气爽，足下生辉。

267

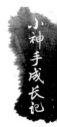

容光焕发，心开意解。

足履轻健，笑口常开。

🌸 风吹乌云论

《内经》云，若风之吹云，明乎，若见苍天。

锁因锈垢而不开，心因痰蒙而不展。

乌云盖天，风起则拨云见日，光芒万丈。

痰浊蒙胸，棒按则离照当空，阴霾自散。

何为乌云痰浊？

久坐不动，饮食厚腻，纵欲熬夜，意志消沉。

何为风吹云散？

勤动手脚，饮食清淡，早睡早起，积极向上。

凡一切不善之念皆是乌云，凡一切善念皆是春风阳光。

若能于一切时，一切处，皆存此观想，则能转境，度一切苦厄。

战战兢兢，即生时常思地狱。

坦坦荡荡，虽逆境亦畅天怀。

善悟，花开花谢，云卷云舒，可以洞见医间大道。

不悟，明师在旁，翻阅经典，却难以得其门而入。

🏵 蒸腾汽化论

《内经》云，地气上为云，天气下为雨。雨出地气，云出天气。

又云，上焦开发，宣五谷味，熏肤充身泽毛，若雾露之溉。

昔一男子，常年久坐，口渴难耐，饮水不解，经郎中建议，遂每日步行数里，口渴遂解。

男子不解何故？

郎中曰，非阴阳无以化，病在嘴，治在腿。欲滋润锅盖，必先加热灶台。今人多久坐不动，水气不能上腾，故口渴，只需常行常动，口渴自解。

今知足堂按脚，摩擦生热，热气腾腾，肾中气化，津液上润喉咙，口舌则不再干燥。

足底气化，头面滋润。

头病医脚，因为阳能化阴。

上病下治，原是气化蒸腾。

信心源于医理圆通，怯懦必属疑惑不解。

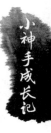

格物致知，至诚感通。

心以收敛而细，气以收敛而静。

有细心耐心，创大业，前程似锦。

凭热心信心，展宏图，后劲十足。

❀ 风干衣服论

《道德经》曰：天地之间，其犹橐龠乎？虚而不屈，动而愈出。

人之吐纳犹如风箱，风箱鼓动，则气血行。呼吸浅者湿气重，呼吸深者湿气浅。

常运动练功者，其呼吸也深沉，其身体也健康，五脏六腑风气循环有力，湿气病气亦随之而化。

是以药补不如食补，食补不如睡补，睡补不如功补，功补不如吐纳呼吸补。

此橐龠风箱鼓动之理也。

譬如湿毛巾，晾晒于风口处，小风则小干，大风则大干，无风则不干。

风能胜利湿，足底按摩，痛则吐纳深沉，加以晒太阳步行，风气鼓动，则夜尿减少，腿脚轻健，步履如风。

气行则水行，气滞则水停。

气小则湿重，气大则湿轻。

行胜于言，心动不如行动。

千教万教，不如亲身带教。

头顶烈日上，披星戴月归。

一脚踢断病夫牌，一声吼散怯懦气。

脚踏懒惰赘肉，掀翻三高压迫。

拳打手机奴役，震碎疾病魔咒。

下定决心，不怕牺牲。

排除万难，勇往直前。

此大丈夫气概，非病弱之人所能及也！

🏵 开沟利水论

《经》云：三焦者，决渎之官，水道出焉。

古云：上焦主纳而不出，其治在膻中；中焦主腐熟水谷，其治在脐旁；下焦主分清泌浊，其治在脐下。

水利不兴，农业不稳。

沟渠不利，湿气弥漫。

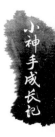

上焦不治，则水泛高原。

中焦不治，则水留脾胃。

下焦不治，则水乱二便。

三焦通治，则湿水通利。

足底按通，则气水排去。

故常按足底，疏通三焦水道，则头晕脑涨，夜尿频多，口干脚沉，肥胖倦怠诸水湿之症俱去。

一分汗水一分收获，百分汗水百分收获。

于田中挥汗如雨，热火朝天，经络脉管通利，水湿脏垢排出，血液净化，如井底淤泥去尽，井泉滚滚涌出，且甘甜洁净。

汗出透彻，血液清洁，此汗血同源之理也。

❀ 打井出水论

布施犹如井中泉，今朝打去暮来填。

如若三朝不去打，未见井水满出弦。

力量越用越出，智慧愈苦愈明。

体若燔炭，汗出乃散。

水亏则火旺，阴虚则阳亢。

人体毛孔如井口，足底涌泉如井底，点按足底，如刮淤泥。

汗出涔涔，如井水喷涌而出，水位上升，心火下行，水火既济，则火燥得平，五官得以滋润，皮肤光泽，耳聪目明，神清气爽。

学问从重视中来，功夫自专注中出。

万念放下，一念专注。

干劲十足，一心赴救。

多念不如少念，少念不如专念。

宜将一心应万物，切莫一物万心思。

❀ 疏通道路论

交通堵塞急躁烦，疏通道路缓平静。

胸为十字路口，手足不勤动，肝气不条达，肠胃常堵塞，则胸闷烦躁，口舌生疮，夜卧难寐。

足底如交通指挥中心，点按胸部反射区，使气机升降有力，左右分流，各行其道，互不干扰，则躁烦自去，焦虑自安。

胸部要点按，双手要平举。

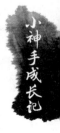

饮食 7 分饱，深蹲宜缓慢。

扩胸舒闷气，运动转焦虑。

常拍打，勤按揉，疏通经络血气活。

常站桩，勤打坐，心宽体柔心安和。

一念滞塞，则万法不通。

稍有郁结，则周身不畅。

心包太虚，一念可塞其广。

量周沙界，一叶可障其目。

是知一念者，生死之根，祸患之本，故知几知微，圣人存戒！

❁ 河宽水缓论

上游水急，下游水缓。

静水流深，浅水潺潺。

宽缓和平，狭窄躁急。

窄急宽和，脉小多疾。

按摩心胸反射区，疏通经络，拓宽血脉管道，犹如塞者得通，河宽水缓，心主血脉，脉道宽则血液安，血液安则心得宽。

心宽病邪降，气静寿年长。

脉通心自宽，血畅气自静。

世之情志躁急，无非血脉不通达，经络不畅顺，所谓肚大能容，有宽大之体，方有容人之量，此宽宏大量，身安而后道隆也。

疏通经络道路，急躁自去。

修宽血脉管道，焦虑自愈。

家败离不开一个懒字，人弱离不开一个私字，讨人嫌离不开一个傲字，没志气离不开一个衰字。

世间百病，问题千层，总不离懒私傲衰四个字。

以早起治懒，以农耕治傲，以布施治私，以练功治衰，破碎此四大病王，方是主人翁，大赢家。

露珠汽化论

阳化气，阴成形。

动则生阳，静则养阴。

《黄帝内经》曰：积之始生，至其已成，奈何？

岐伯曰：积之始生，得寒乃生，厥乃成积也。

黄帝曰：其成积奈何？

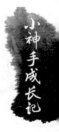

岐伯曰：厥气生足悗，悗生胫寒，胫寒则血脉凝涩，血脉凝涩则寒气上入于肠胃，入于肠胃则䐜胀，䐜胀则肠外之汁沫迫聚不得散，日以成积。

人体积液，囊肿，包块，诸如阴成形之物，皆因外不知御寒，内嗜食凉冷，好坐懒动，性情冷傲也。

《医贯》曰：余有一譬焉，譬之元宵之鳌山走马灯，拜者、舞者、飞者、走者、无一不具，其中间惟是一火耳。火旺则动速，火微则动缓，火息则寂然不动。

水珠得寒则凝，遇温则化，按摩足底，运动发汗，晒背升阳，念善乐施，谦虚就下，身心皆暖，人体积液囊肿，纷然消去。

阳动冰消，舟行水摇。

凡阳气蒸腾饱满之处，断无生病之理。

拳打卧牛地，能塑金刚体。

肃清一切外情缘，专精练好真功夫。

敢吃苦，事业功夫飞速成就。

怕吃苦，境界修为直线下跌。

三七养生法：

夜睡七小时，饭到 7 分饱，步行七公里。

✸ 修路致富论

经络者，所以决死生，处百病，调虚实，不可不通。

肺心有邪，其气留于两肘；

肝胆有邪，其气流于两腋；

脾胃有邪，其气留于两髀；

肾（腰腿）有邪，其气留于两腘。

凡此八虚者，皆机关之室，真气之所过，血络之所游。

邪气恶血，留则伤筋骨，机关不得屈伸，故拘挛也。

欲致富，先修路。

流邪不留病，留病不流邪。

拍打八虚，按通足底，使脏腑邪气得流，浊毒得去，上下得通，病自不留。

勤修苦练，终成绝招。

理可顿悟，事须渐修。

人之有德慧术知者，恒存乎灾疾。

勿忘世上苦人多，人生福祸全在于念想。

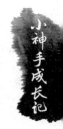

思量死亡苦，有病就是福。

吃一堑，长一智。

得一病，增一慧。

真大慈大悲，虽行住坐卧，爬山习劳，长住极乐净土。

若小肚鸡肠，即禅堂苦坐，三时系念，如同刀割剑戟。

勤刮锅底论

藜口苋肠者，多冰清玉洁。

锦衣玉食者，多藏污纳垢。

人之清淡饮食，则血液清净，神清气爽。

人之肥甘厚腻，则血液浑浊，神昏体重。

汗出一身轻，肠通一身劲。

所谓陈莝去而肠胃洁，癥瘕尽而荣卫昌，不补之中，有真补者存焉。

若要长生，肠中常清。

若要不死，肠中无滓。

是故勤刮锅底，则肠胃腐熟消化无阻，热量充盈，此以通为补也。

药中将军，有推陈出新，涤荡六腑之力。

刮痧拔罐，有除血中垢，疏通经络之功。

拍打吊痧，有震荡气血，清除留邪之效。

戳按足底，有磨积消块，导浊开破之能。

师哉，师哉，童子之眼目也。

修行容易遇师难，不遇明师总是闲。

自作聪明空费力，盲修瞎练也徒然。

触目不见道，运足焉知路。

熟读王叔和，不如临证多。

初心不难于勇锐，而难于久坚。

初心即一心，故心无杂念练一月，胜过分散练
一年。

✧ 风动舟行论

观天之道，执着天之行，尽矣！

古者包牺氏之王天下也，仰则观象于天，俯则观法
于地，观鸟兽之文与地之宜，近取诸身，远取诸物，于
是始作八卦，以通神明之德，以类万物之情。

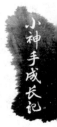

风动舟行，血行脉通。

习劳练功，呼吸深沉。

汗出淋漓，周身暖热。

气动血行，积滞无踪。

风起于青萍之末，浪成于微澜之间。

人之根气在足，此一动，则周身皆动，如枢机开关，可导引周身之气，如臂使指，随拨随应。

兴风作浪，则瘀血痰浊速去。

暴雨如注，则滞塞垢积尽泄。

手法按摩，练功导引，便是伐毛洗髓，易筋换骨。

高高山顶立，深深海底行。

要想千人头上过，须向万人足底行。

故曰：

发上等愿，结中等缘，享下等福。

择高处立，寻平处住，向宽处行。

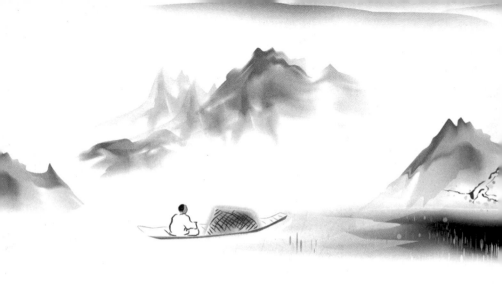

附　录 B
反射区

　　手部反射区疗法，是通过刺激手部的反射区以治疗疾病的方法。早在《黄帝内经》中就论述了丰富的手诊内容和分布手部腧穴。20 世纪 70 年代，我国医务人员以经络学说为基础，结合临床实践，提出了许多新简介，形成了较为完善的手部反射区疗法。

　　足部反射区疗法，是通过刺激人体足部反射区以治疗疾病的一种方法。反射区分布在整个足部甚至延伸到小腿，所以该疗法亦称作"足反射区健康法""反射带疗法"等。

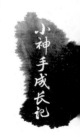

手反射区

A. 额窦
B. 耳
C. 眼

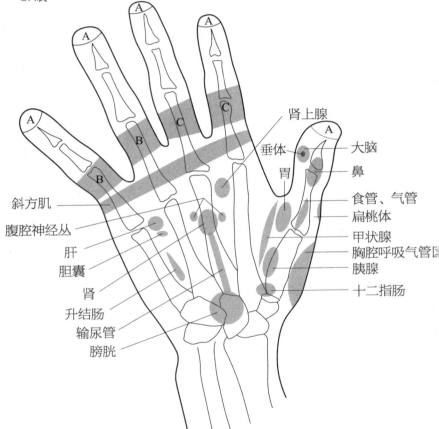

肾上腺
垂体
胃
大脑
鼻
食管、气管
扁桃体
甲状腺
胸腔呼吸气管□
胰腺
十二指肠

斜方肌
腹腔神经丛
肝
胆囊
肾
升结肠
输尿管
膀胱

A. 头颈淋巴结

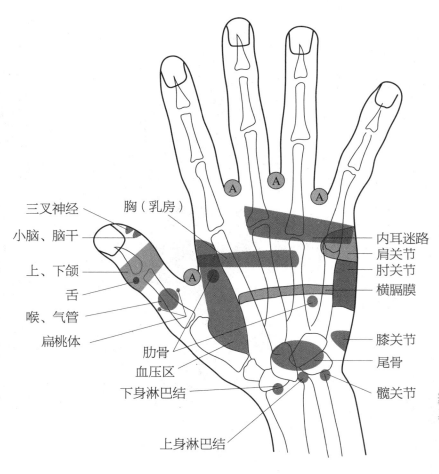

三叉神经
小脑、脑干
上、下颌
舌
喉、气管
扁桃体
胸（乳房）
肋骨
血压区
下身淋巴结
上身淋巴结
内耳迷路
肩关节
肘关节
横膈膜
膝关节
尾骨
髋关节

283

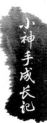

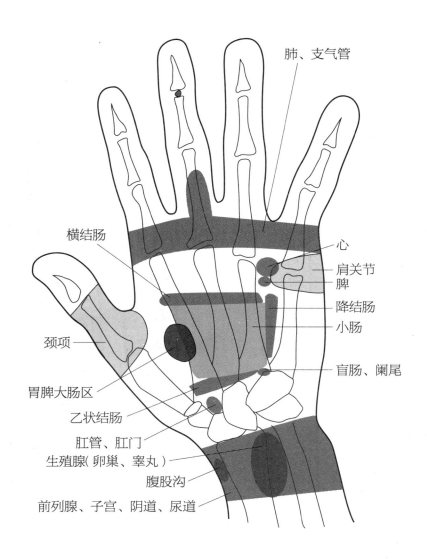

肺、支气管

横结肠

心
肩关节
脾
降结肠
小肠

颈项

盲肠、阑尾

胃脾大肠区

乙状结肠

肛管、肛门

生殖腺(卵巢、睾丸)

腹股沟

前列腺、子宫、阴道、尿道

小神手成长记

额窦

[标准定位] 在手掌 5 个手指尖。

[主治] 脑中风、脑震荡、鼻窦炎、头晕、头痛、感冒、发热、失眠，眼、耳、口、鼻疾病。

大脑

[标准定位] 在掌面拇指指腹。

[主治] 脑震荡、脑中风、脑性麻痹、脑血栓、头晕、头痛、感冒、神志不清、神经衰弱、视觉受损。

垂体

[标准定位] 在拇指指腹中心。

[主治] 甲状腺、副甲状腺、肾上腺、生殖腺、脾、胰等功能失调，小儿发育不良，更年期综合征。

鼻

[标准定位] 在拇指第 2 节桡侧，赤白肉际处。

[主治] 鼻塞、流鼻涕、鼻出血（出血时禁忌）、鼻窦炎、过敏性鼻炎、急慢性鼻炎及上呼吸道感染。

扁桃体

[标准定位] 双手拇指近节背侧肌腱的两侧。

[主治] 扁桃体炎、上呼吸道感染、发热。

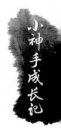

食管、气管

[标准定位]双手拇指近节指骨桡侧赤白肉际处。

[主治]食管炎、食管肿瘤、气管炎。

胸腔呼吸器官区

[标准定位]双手掌侧，拇指指间关节横纹至腕横纹之间的区域。

[主治]胸闷、气喘、咳嗽、肺炎、支气管炎、哮喘。

胃

[标准定位]双手第1掌骨体远端。

[主治]胃痛、胃胀、胃酸过多、消化不良、胃下垂、恶心、呕吐、急慢性胃炎。

胰腺

[标准定位]在胃反射区和十二指肠反射区之间，第1掌骨体中部。

[主治]胰腺炎、糖尿病、消化不良。

十二指肠

[标准定位]在掌面，第1掌骨体近端，胰腺反射区的下方。

［主治］十二指肠溃疡、食欲缺乏、消化不良、腹胀、食物中毒。

甲状腺

［标准定位］在掌面第1、2掌骨之间，由近心端弯向虎口方向，呈一弯带状区域。

［主治］甲状腺功能亢进或低下，甲状腺炎、心悸、失眠、感冒、烦躁、肥胖。

眼

［标准定位］在双手掌和手背第2、3指指根部之间。

［主治］结膜炎、角膜炎、近视、远视、青光眼、白内障、怕光流泪、老花眼、眼底出血。

耳

［标准定位］在双手掌和手背第4、5指指根部之间。

［主治］耳鸣、耳炎、重听。

斜方肌

［标准定位］在掌侧面，眼、耳部反射区的下方，呈横带状区域。

［主治］颈肩背部疼痛、颈椎病、落枕。

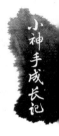

颈项

[标准定位] 双手拇指近节掌侧和背侧。

[主治] 颈项酸痛、颈项僵硬、头晕、头痛、流鼻血、高血压、落枕。

膀胱

[标准定位] 在掌面大、小鱼际交接处的凹陷中。

[主治] 膀胱炎、尿道炎、膀胱结石、高血压、动脉硬化、泌尿系统与膀胱疾病。

输尿管

[标准定位] 在掌面膀胱反射区和肾反射区之间的带状区域。

[主治] 输尿管炎、输尿管结石、输尿管狭窄、高血压、动脉硬化、风湿症、泌尿系统感染。

肾

[标准定位] 在掌面第 3 掌骨中点，即手心处，相当于劳宫穴的位置。

[主治] 肾炎、肾结石、游走肾、肾功能不良、尿毒症、腰痛、泌尿系统感染、高血压、水肿。

肾上腺

[标准定位] 双手掌侧第2、3掌骨体远端之间。

[主治] 头晕、高血压、指端麻痹、手掌多汗、掌中热、肾上腺皮质不全症。

腹腔神经丛

[标准定位] 双手掌侧，第2、3和第3、4掌骨之间，肾反射区的两侧。

[主治] 胃肠功能紊乱、腹痛、腹胀、腹泻、呃逆、更年期综合征、烦躁、失眠等。

升结肠

[标准定位] 右手掌侧，第4、5掌骨之间上行至约与虎口水平的带状区域。

[主治] 便秘、腹痛、肠炎、腹泻。

横结肠

[标准定位] 在右手掌侧，升结肠反射区上端与虎口之间的带状区域；在左手掌侧虎口与降结肠之间的带状区域。

[主治] 腹泻、腹胀、腹痛、结肠炎、便秘。

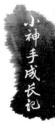

盲肠、阑尾

[标准定位]右手掌侧，第4、5掌骨底与钩骨结合部近尺侧。

[主治]腹胀、腹泻、消化不良、阑尾炎。

小肠

[标准定位]双手掌中部凹陷中，各结肠反射区包围的部分。

[主治]急慢性肠炎、消化不良、食欲缺乏、肠胃胀闷。

肺、支气管

[标准定位]肺反射区在掌面，横跨第2～5掌骨，靠近掌指关节的带状区域；支气管反射区在中指第3近节指骨。

[主治]肺炎、支气管炎、肺气肿、肺结核、肺癌、胸闷。

肝

[标准定位]右手掌掌侧，第4、5掌骨体之间近掌骨头处。

[主治]肝炎、肝硬化、腹痛、消化不良、腹胀、眩晕、眼病等。

胆囊

[标准定位] 右手掌侧，第4、5掌骨之间，肝反射区的腕侧下方。

[主治] 胆囊炎、胆石症、胆道蛔虫症、厌食、消化不良、胃肠功能紊乱、高脂血症、痤疮。

生殖腺（卵巢、睾丸）

[标准定位] 双手掌根，腕横纹的中部，相当于大陵穴处。

[主治] 性功能低下，不孕不育症、前列腺增生、月经不调、痛经等。

前列腺、子宫、阴道、尿道

[标准定位] 在双手掌腕横纹上，生殖腺反射区两侧的带状区域。

[主治] 前列腺增生、前列腺炎、子宫肌瘤、子宫内膜炎、宫颈炎、阴道炎、白带异常、尿道炎、尿路感染等。

腹股沟

[标准定位] 双手掌侧腕横纹的桡侧端，桡骨头凹陷中。相当于太渊穴处。

[主治] 性功能低下、前列腺增生、生殖系统病变、疝气、小腹胀痛。

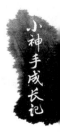

心

［标准定位］位于左手尺侧，手掌及手背部第4、5掌骨之间，掌骨远端处。

［主治］心律失常、心绞痛、心悸、胸闷、高血压、低血压、心脏缺损和循环系统疾病。

脾

［标准定位］在左手掌面，第4、5掌骨远端之间。

［主治］食欲缺乏、消化不良、发热、炎症、贫血。

降结肠

［标准定位］左手掌侧，第4、5掌骨之间，虎口至钩骨之间的带状区域。

［主治］腹泻、腹痛、腹胀、肠炎、便秘。

乙状结肠

［标准定位］左手掌侧，第5掌骨底与钩骨交接的腕掌关节处至第1、2掌骨结合部的带状区域。

［主治］腹痛、腹胀、腹泻、肠炎、便秘。

肛管、肛门

［标准定位］左手掌侧，第2腕掌关节处，乙状结肠反射区的末端。

［主治］便秘、脱肛、痔疮。

小脑、脑干

［标准定位］在掌面，拇指指腹尺侧面。

［主治］脑震荡、高血压、头晕、头痛、失眠、感冒、走路摇晃、肌肉紧张、肌腱关节疾病。

三叉神经

［标准定位］在掌面，拇指指腹尺侧缘的远端，小脑、脑干反射区的上方。

［主治］面部神经麻痹、偏头痛、头重、失眠、感冒、腮腺炎，眼、耳、口引发的神经痛。

上、下颌

［标准定位］双手拇指背侧，拇指指间关节横纹上下的带状区域，远端为上颌，近端为下颌。

［主治］颞下颌关节紊乱、牙周炎、牙龈炎、龋齿、口腔溃疡。

舌

［标准定位］双手拇指背侧，指间关节横纹的中央处。

［主治］口腔溃疡、味觉异常。

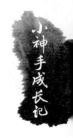

喉、气管

[标准定位]双手拇指近节指骨背侧中央。

[主治]上呼吸道感染、咽喉炎、气管炎、咳嗽、气喘。

扁桃体

[标准定位]双手拇指近节指骨背侧肌腱的两侧。

[主治]扁桃体炎、上呼吸道感染、发热。

尾骨

[标准定位]手背部，腕背横纹处。

[主治]坐骨神经痛、尾骨受伤后遗症。

肋骨

[标准定位]双手背侧，内侧肋骨反射区位于第2掌骨体中部偏远端的桡侧；外侧肋骨反射区位于第4、5掌骨之间，近掌骨底的凹陷中。

[主治]胸膜炎、胸闷、肋膜炎、肋骨受伤。

内耳迷路

[标准定位]双手背侧，第3、4、5掌指关节之间，第3、4、5指根结合部。

[主治]头晕、耳鸣、梅尼埃综合征、晕动症、高

血压、低血压、平衡障碍。

胸、乳房

[标准定位] 手背第 2～4 掌骨的远端。

[主治] 胸部病症、呼吸系统疾病、心脏病、乳房
疾病。

横膈膜

[标准定位] 双手背侧，横跨第 2～5 掌骨中部的
带状区域。

[主治] 呃逆、恶心、呕吐、腹胀、腹痛。

血压区

[标准定位] 手背侧，第 1、2 掌骨和阳溪穴所包围
的区域，以及食指近节指骨近端 1/2 处的桡侧。

[主治] 高血压、低血压、眩晕、头痛。

肩关节

[标准定位] 在小指掌指关节后的赤白肉际。

[主治] 肩周炎、手臂酸痛、手麻、白内障。

肘关节

[标准定位] 手背侧，第 5 掌骨体中部尺侧处。

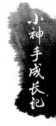

［主治］肘部疾病（如网球肘、尺骨鹰嘴滑囊炎、肱骨内上髁炎等）、上肢瘫痪、手臂麻木等。

膝关节

［标准定位］第5掌骨近端尺侧缘与腕骨形成的凹陷中。

［主治］膝关节病变（如膝关节骨性关节炎、髌下滑囊炎、半月板损伤、侧副韧带损伤）、下肢瘫痪。

髋关节

［标准定位］手背侧，尺骨和桡骨茎突骨面的周围。

［主治］髋关节疾病、坐骨神经痛、腰背痛。

头颈淋巴结

［标准定位］双手各手指根部的掌侧和背侧凹陷中。

［主治］颈部淋巴结肿大、甲状腺肿大、甲状腺功能亢进、牙痛。

甲状旁腺

［标准定位］在双手桡侧第1掌指关节背侧凹陷处。

［主治］过敏、痉挛、失眠、呕吐、恶心、低钙、指甲脆弱、癫痫发作。

胸腺淋巴结

[标准定位] 第1掌指关节的尺侧。

[主治] 发热、炎症、囊肿,增强免疫力。

上身淋巴结

[标准定位] 在手背月骨、三角骨和尺骨交界处。

[主治] 发热、炎症、囊肿,增强免疫力。

下身淋巴结

[标准定位] 在手背舟骨和桡骨交界处。

[主治] 发热、炎症、囊肿。

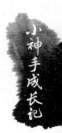

足反射区

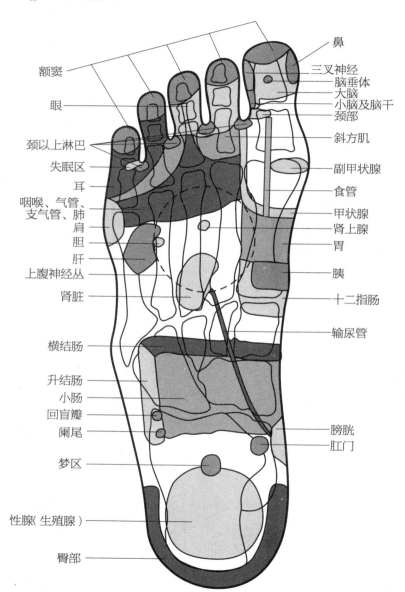

额窦
眼
颈以上淋巴
失眠区
耳
咽喉、气管、
支气管、肺
肩
胆
肝
上腹神经丛
肾脏
横结肠
升结肠
小肠
回盲瓣
阑尾
梦区
性腺(生殖腺)
臀部

鼻
三叉神经
脑垂体
大脑
小脑及脑干
颈部
斜方肌
副甲状腺
食管
甲状腺
肾上腺
胃
胰
十二指肠
输尿管
膀胱
肛门

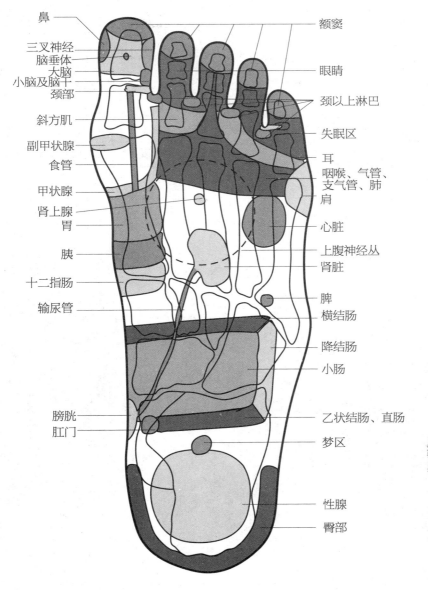

鼻　　　　　　　　　　　　　　　　　　　　　额窦

三叉神经
脑垂体
大脑　　　　　　　　　　　　　　　　　　　　眼睛
小脑及脑干
颈部

斜方肌　　　　　　　　　　　　　　　　　　　颈以上淋巴

副甲状腺　　　　　　　　　　　　　　　　　　失眠区

食管　　　　　　　　　　　　　　　　　　　　耳
　　　　　　　　　　　　　　　　　　　　　　咽喉、气管、
甲状腺　　　　　　　　　　　　　　　　　　　支气管、肺
　　　　　　　　　　　　　　　　　　　　　　肩
肾上腺
胃　　　　　　　　　　　　　　　　　　　　　心脏

胰　　　　　　　　　　　　　　　　　　　　　上腹神经丛
　　　　　　　　　　　　　　　　　　　　　　肾脏
十二指肠
　　　　　　　　　　　　　　　　　　　　　　脾
输尿管　　　　　　　　　　　　　　　　　　　横结肠

　　　　　　　　　　　　　　　　　　　　　　降结肠

　　　　　　　　　　　　　　　　　　　　　　小肠

299

膀胱
肛门　　　　　　　　　　　　　　　　　　　　乙状结肠、直肠

　　　　　　　　　　　　　　　　　　　　　　梦区

　　　　　　　　　　　　　　　　　　　　　　性腺
　　　　　　　　　　　　　　　　　　　　　　臀部

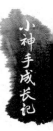

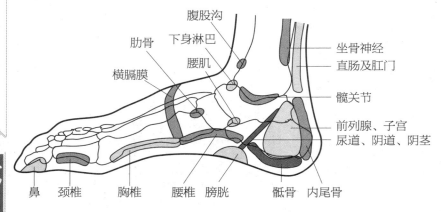

腹股沟
下身淋巴
肋骨
腰肌
横膈膜

坐骨神经
直肠及肛门
髋关节
前列腺、子宫
尿道、阴道、阴茎

鼻　颈椎　胸椎　腰椎　膀胱　骶骨　内尾骨

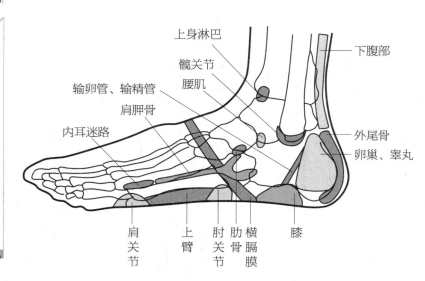

上身淋巴
髋关节
腰肌
输卵管、输精管
肩胛骨
内耳迷路

下腹部
外尾骨
卵巢、睾丸

肩关节　上臂　肘关节　肋骨　横膈膜　膝

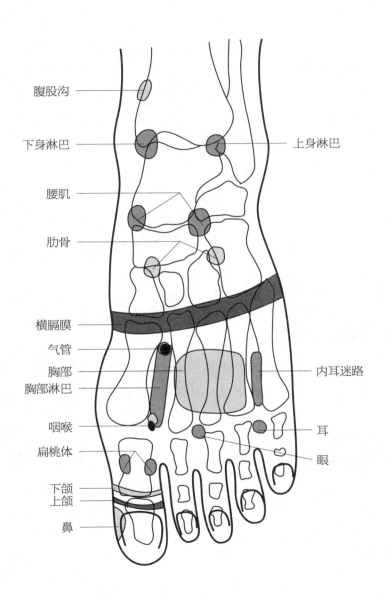

腹股沟

下身淋巴

腰肌

肋骨

横膈膜

气管

胸部

胸部淋巴

咽喉

扁桃体

下颌

上颌

鼻

上身淋巴

内耳迷路

耳

眼

301

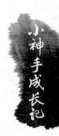

大脑

[标准定位]双脚趾趾腹全部。左脑病按右脚，右脑病按左脚。

[主治]脑震荡、脑中风、脑性麻痹、脑血栓、头晕、头痛、感冒、神志不清、神经衰弱、视觉受损。

额窦

[标准定位]10个趾端趾腹。

[主治]脑中风、脑震荡、鼻窦炎、头晕、头痛、感冒、发热、失眠，眼、耳、口、鼻疾病。

小脑、脑干

[标准定位]小脑、脑干反射区位于趾根外侧靠近第2节趾骨处。

[主治]脑震荡、高血压、头晕、头痛、失眠、感冒、走路摇晃、肌肉紧张、肌腱关节疾病。

垂体

[标准定位]双脚趾趾腹正中。

[主治]甲状腺、副甲状腺、肾上腺、生殖腺、脾、胰等功能失调，小儿发育不良，更年期综合征。

三叉神经

[标准定位] 双脚趾外侧，靠近第2趾间。

[主治] 面部神经麻痹、偏头痛、头重、失眠、感冒、腮腺炎，眼、耳、口引发的神经痛。

鼻

[标准定位] 双脚第1趾趾腹外侧，靠近趾甲上端延至其根底。

[主治] 鼻塞、流鼻涕、鼻出血（出血时禁忌）、鼻窦炎、过敏性鼻炎、急慢性鼻炎及上呼吸道感染。

眼

[标准定位] 双脚第2、3趾的中节趾和近节趾上。

[主治] 结膜炎、角膜炎、近视、远视、青光眼、白内障、怕光、流泪、老花眼、眼底出血。

颈部淋巴结

[标准定位] 双脚脚底的各趾蹼间。

303

[主治] 颈部淋巴结肿大、甲状腺肿大、甲状腺功能亢进、牙痛。

失眠区

[标准定位] 双脚第5趾底部横纹处。

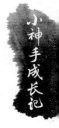

[主治] 失眠、多梦、头痛、头晕。

耳

[标准定位] 双脚第4、5趾的中节趾和近节趾上。

[主治] 耳鸣、耳炎、重听。

斜方肌

[标准定位] 双脚脚掌第2～4跖趾关节的下方，呈一横带状。

[主治] 肩周炎、肩背酸痛、两臂无力、手麻、落枕、白内障。

颈部

[标准定位] 双脚趾底部横纹处。左侧颈项病按右脚，右侧颈项病按左脚。

[主治] 颈项酸痛、颈项僵硬、头晕、头痛、流鼻血、高血压、落枕。

咽喉、气管、支气管、肺

[标准定位] 双脚脚掌第2～5趾骨上端关节，中部通向第3趾骨中节呈⊥形区域。

[主治] 肺炎、支气管炎、肺气肿、肺结核、肺癌、胸闷。

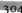

肾上腺

[标准定位] 双脚脚掌第 2 跖骨上端稍外侧。

[主治] 炎症、哮喘、过敏、心律不齐、昏厥、风湿症、关节炎、肾上腺皮质功能不全症。

甲状腺

[标准定位] 双脚脚掌第 1 跖骨与第 2 跖骨前半部之间，并横跨第 1 跖骨中部的 L 形区域。

[主治] 甲状腺功能亢进或低下，甲状腺炎、心悸、失眠、感冒、烦躁、肥胖。

甲状旁腺

[标准定位] 双脚脚掌内缘第 1 跖骨上端关节处。

[主治] 过敏、痉挛、失眠、呕吐、恶心、低钙、指甲脆弱、癫痫发作。

食管

[标准定位] 双脚脚掌第 1 跖趾关节处，呈一带状区域。

[主治] 食管疾病。

胃

[标准定位] 双脚脚掌第 1 跖骨中段。

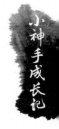

［主治］胃痛、胃胀、胃酸过多，消化不良、胃下垂、恶心、呕吐、急慢性胃炎。

胰

［标准定位］双脚脚掌第 1 跖骨体后缘，胃与十二指肠反射区之间。

［主治］胰腺炎、糖尿病、消化不良。

十二指肠

［标准定位］双脚脚掌第 1 跖骨下端与楔骨关节处。

［主治］十二指肠溃疡、食欲缺乏、消化不良、腹胀、食物中毒。

心

［标准定位］双脚脚掌第 4、5 跖骨上端。

［主治］心律失常、心绞痛、心悸、胸闷、高血压、低血压、心脏缺损和循环系统疾病。

脾

［标准定位］左脚脚掌第 4、5 跖骨下端。

［主治］食欲缺乏、消化不良、发热、炎症、贫血。

肝

[标准定位] 右脚脚掌第 4、5 跖骨上端。

[主治] 肝炎、肝硬化、肝大、口舌干燥、眼疾、食欲缺乏、便秘、胆疾。

胆囊

[标准定位] 右脚脚掌第 3、4 跖骨中段。

[主治] 胆囊炎、胆结石、黄疸病、肝疾、食欲缺乏、便秘。

腹腔神经丛

[标准定位] 双脚脚掌中心，第 2 ～ 4 跖骨中段。

[主治] 腰背酸痛、胸闷、呃逆、胃痉挛、腹胀。

横结肠

[标准定位] 双脚脚掌中间，第 1 跖骨至第 5 跖骨下端一横带状区域。

[主治] 腹泻、腹胀、腹痛、肠炎、便秘。

升结肠

[标准定位] 右脚脚掌小肠反射区的外侧带状区域。

[主治] 便秘、腹痛、肠炎、腹泻。

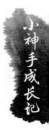

小神手成长记

小肠

［标准定位］双脚脚掌中部凹陷处，楔骨、骰骨、舟骨组成的相当于正方体的部分。

［主治］急慢性肠炎、消化不良、食欲缺乏、肠胃胀闷、腹部闷痛、疲倦、紧张。

回盲瓣

［标准定位］右脚脚掌跟骨前缘靠近外侧，在盲肠反射区的前方。

［主治］消化系统及吸收障碍性疾病。

阑尾

［标准定位］右脚脚掌跟骨前缘靠近外侧。

［主治］阑尾炎、腹胀。

降结肠

［标准定位］左脚脚掌骰骨外侧一带状区域。

［主治］腹泻、腹痛、腹胀、肠炎、便秘。

乙状结肠、直肠

［标准定位］左脚脚掌跟骨前缘一横带状区域。

［主治］腹痛、腹胀、腹泻、肠炎、便秘。

肛门

[标准定位] 左脚脚掌跟骨前缘，直肠及乙状结肠反射区末端。

[主治] 便秘、脱肛、痔疮。

肾

[标准定位] 双脚脚掌第 2 跖骨下端与第 3 跖骨下端关节处。

[主治] 肾炎、肾结石、游走肾、肾功能不良、尿毒症、腰痛、泌尿系统感染、高血压。

输尿管

[标准定位] 双脚脚掌自肾反射区至膀胱反射区略成弧状的 1 个区域。

[主治] 输尿管炎、输尿管结石、输尿管狭窄、高血压、动脉硬化、风湿症、泌尿系统感染。

膀胱

[标准定位] 双脚脚掌内侧内踝前方，舟骨下方，姆展肌旁。

[主治] 膀胱炎、尿道炎、膀胱结石、高血压、动脉硬化、泌尿系统与膀胱疾病。

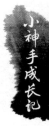

失眠点

[标准定位]双脚脚底跟骨前,生殖腺反射区的上方。

[主治]失眠、多梦、头痛、头晕。

臀部

[标准定位]双脚脚底跟骨后方外缘。

[主治]痔疮、坐骨神经痛、偏瘫等。

腹股沟

[标准定位]双脚内侧踝尖上方胫骨凹陷处。

[主治]疝气、小腹胀痛、生殖系统疾病。

下身淋巴结

[标准定位]双脚脚背内侧踝骨前,由距骨、内踝构成的凹陷部位。

[主治]发热、炎症、囊肿。

腰肌

[标准定位]双脚脚背,第2跖骨与第2楔骨关节的双侧凹陷中。

[主治]急性腰扭伤、腰肌劳损。

肋骨

[标准定位]双脚脚背,第1楔骨与舟骨之间形成

的区域为内侧肋骨。第3楔骨与骰骨之间形成的区域为外侧肋骨。

[主治]胸膜炎、胸闷、肋膜炎、肋骨受伤。

横膈膜

[标准定位]双脚脚背楔骨、骰骨上方，跖骨后端，横跨脚背形成的带状区域。

[主治]呃逆、恶心、呕吐、腹胀、腹痛。

坐骨神经

[标准定位]①双脚内踝关节起，沿胫骨后缘向上延伸两掌左右；②双脚外踝关节起，沿腓骨前侧向上延伸两掌左右。

[主治]坐骨神经痛、坐骨神经炎、脚麻木、脚抽筋。

直肠及肛门

[标准定位]双腿内侧胫骨的后方与趾长屈肌肌腱之间，外踝后向上延伸的一带状区域。

[主治]痔疮、直肠炎、脱肛、便秘。

髋关节

[标准定位]双脚内踝下缘4个位置。

[主治]髋关节痛、坐骨神经痛、腰背痛、两胯无

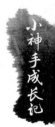

力、脚麻木。

前列腺、子宫

[标准定位] 双脚足跟骨内侧，踝骨后下方三角形区域内。

[主治] 男性，前列腺炎、前列腺肥大、尿频、尿血、排尿困难、尿道疼痛。女性，痛经、月经不调、子宫肌瘤、子宫下垂。

尿道、阴道

[标准定位] 双脚足跟内侧，自膀胱反射区斜向上延伸至距骨与舟骨之间。

[主治] 尿道炎、阴道炎、尿频、遗尿、尿失禁、尿道感染。

内尾骨、外尾骨

[标准定位] 双足跟骨结节处，沿跟骨后下方转向上方，呈L形区域。内侧为内尾骨，外侧为外尾骨。

[主治] 坐骨神经痛、尾骨受伤后遗症。

骶骨

[标准定位] 双脚足弓内侧缘距骨、跟骨下方。

[主治] 骶骨受伤、骶骨骨刺、坐骨神经痛。

膀胱

［标准定位］双脚脚掌内侧内踝前方，舟骨下方，蹈展肌旁。

［主治］膀胱炎、尿道炎、膀胱结石、高血压、动脉硬化、泌尿系统与膀胱疾病。

腰椎

［标准定位］双脚足弓内侧缘楔骨至舟骨下方。

［主治］腰背酸痛、腰椎骨刺、腰脊强痛、腰椎间盘突出、腰肌劳损。

胸椎

［标准定位］双脚足弓内侧第1跖骨至楔骨关节处。

［主治］肩背酸痛、胸椎骨刺、腰脊强痛、胸椎间盘突出、胸闷胸痛。

颈椎

［标准定位］双脚足弓内侧，第1趾第2趾骨远端内侧。

［主治］颈项僵硬、颈项酸痛、头晕、头痛、落枕、各种颈椎病变。

313

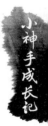

鼻

［标准定位］双脚第 1 趾第 1 趾骨内侧。

［主治］鼻塞、流鼻涕、鼻出血（出血时禁忌）、鼻窦炎、过敏性鼻炎、急慢性鼻炎及上呼吸道感染。

下腹部

［标准定位］双脚外侧腓骨后方，自外踝骨后方向上延伸 4 横指的一带状区域。

［主治］经期紧张、月经不规律、腹部胀痛。

上身淋巴结

［标准定位］双脚脚背外侧踝骨前，由距骨、外踝构成的凹陷部位。

［主治］发热、炎症、囊肿，增强免疫力。

髋关节

［标准定位］双脚外踝下缘 4 个位置。

［主治］髋关节痛、坐骨神经痛、腰背痛、两胯无力、脚麻木。

输卵管、输精管

［标准定位］双脚足跟骨外侧，自膝关节反射区斜向上至距骨后方。

［主治］女性，输卵管炎症。男性，输精管疼痛。

生殖腺（卵巢、睾丸）

［标准定位］双脚足跟骨外侧，踝骨后下方三角形区域内。

［主治］女性，白带异常、月经不调、卵巢早衰等。男性，睾丸炎、前列腺炎、少精症等。

膝关节

［标准定位］双脚外侧第5趾骨与跟骨前缘所形成的凹陷处。

［主治］膝关节炎、膝关节痛、膝关节受伤、脚麻木。

肩胛骨

［标准定位］双脚脚背沿第4趾骨与第5趾骨至骰骨处，呈Y形区域。

［主治］肩周炎、肩背酸痛、肩关节活动障碍。

肘关节

［标准定位］双脚外侧第5跖骨下端，接近跖骨粗隆处。

［主治］肘关节酸痛、肘关节炎、肘关节受伤、臂

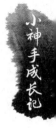

膊疼痛、手臂麻木。

上臂
[标准定位] 双脚脚掌第5跖骨外侧。

[主治] 手臂酸痛、手麻。

肩关节
[标准定位] 双脚脚掌外侧第5跖趾关节处。

[主治] 肩周炎、手臂酸痛、手麻。

内耳迷路
[标准定位] 双脚脚背第4趾骨和第5趾骨骨缝间。

[主治] 晕车、晕船、平衡障碍、头晕、眼花、耳鸣、昏迷、高血压、低血压。

下身淋巴结
[标准定位] 双脚脚背内侧踝骨前，由距骨、内踝构成的凹陷部位。

[主治] 发热、炎症、囊肿。

腰肌
[标准定位] 双脚脚背，第2跖骨与第2楔骨关节的双侧凹陷中。

［主治］急性腰扭伤、腰肌劳损。

肋骨

［标准定位］双脚脚背，第 1 楔骨与舟骨之间形成的区域为内侧肋骨。第 3 楔骨与骰骨之间形成的区域为外侧肋骨。

［主治］胸膜炎、胸闷、肋膜炎、肋骨受伤。

胸部淋巴结

［标准定位］双脚脚背第 1、2 跖骨之间。

［主治］发热、炎症、囊肿，增强免疫力。

喉与气管

［标准定位］双脚脚背第 1 跖趾关节外侧。

［主治］喉炎、咽炎、咳嗽、哮喘、气管炎、嘶哑、上呼吸道感染。

扁桃体

［标准定位］双脚脚背姆趾第 2 节上方，肌腱的两侧。

［主治］扁桃体炎、上呼吸道感染。

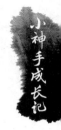

下颌

［标准定位］双脚脚背趾间关节横纹处的后方。

［主治］牙痛、牙出血、牙龈炎、口腔溃疡、打鼾、味觉障碍。

上颌

［标准定位］双脚脚背趾间关节横纹处的前方为上颌。

［主治］牙痛、牙出血、牙龈炎、口腔溃疡、打鼾、味觉障碍。

鼻

［标准定位］双脚第1趾骨内侧。

［主治］鼻塞、流鼻涕、鼻出血（出血时禁忌）、鼻窦炎、过敏性鼻炎、急慢性鼻炎及上呼吸道感染。

内耳迷路

［标准定位］双脚脚背第4趾骨和第5趾骨骨缝间。

［主治］晕车、晕船、平衡障碍、头晕、眼花、耳鸣、昏迷、高血压、低血压。

耳

［标准定位］双脚脚背第4跖趾关节外侧。

［主治］耳鸣、耳炎、重听。

眼

[标准定位] 双脚脚背第 2 跖趾关节外侧。

[主治] 结膜炎、角膜炎、近视、远视、青光眼、白内障、怕光流泪、老花眼、眼底出血。

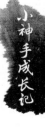

后　记

这部《小神手成长记》，算是知足堂中医普及系列的理论篇。

所谓实践出真知，实践是检验真理的唯一标准。

这套手足反射疗法是经得起实践考验的，同时更是融入了博大精深的中医理论、天地大道取类比象等内容。

在深度与广度上得到了大大的提升，而且由术而道而德，三位一体，共同熏修，一起成长。

小神手们在做按摩时，不单是在磨除病人的疾苦，更是在磨利自己的精气神，磨掉自己懒傲习气。

很多读者可能会说，既然有了理论篇，当然应该少不了实践篇了。

是的，接下来的《小神手闯江湖》，将为大家讲述更多精彩的案例及养生小招法、小验方。

通过手足按摩、灵验小汤方及养生禁忌，凝聚成中医病证治法养生。

所谓一书在手，百病不愁，精彩不容错过，大家拭目以待吧！

《小神手成长记》已经完结，敬请期待下一部——《小神手闯江湖》。

中医小说普及系列

左手医籍，右手小说

让无数路人转粉的中医启蒙读物

不带光环的主角和不洒狗血的故事

需要你冷静阅读

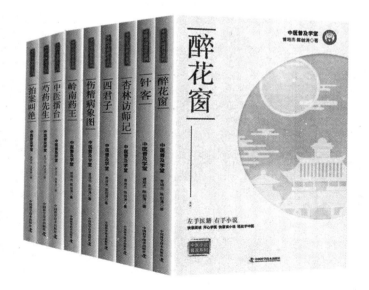

这里是中医人的江湖。

身怀绝技的名家，隐去现实中的身份，

化入书中讲述他们的故事。

登堂入室的针客记下了他一步步的成长，

禅院的老住持点破医道路上的关隘，

初出茅庐的小子一路游学参访杏林名家，

深藏民间的药王在"战场"上调兵遣将

......

用中医人的情怀做侠客的梦，

化针药为刀剑笑傲中医江湖。

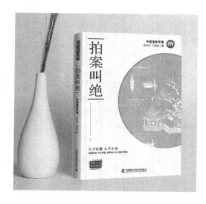

拍案叫绝

本书为中医小说普及系列丛书之一，作者精选在五经富镇乡村巡回义诊期间的千余案例，介绍了诸多常见病、多发病及疑难病的治疗经验，所涉及案例来源真实，讲述方式轻松风趣。作者善用经方四逆散加减，发挥了"简、便、廉、验"的治疗效果，为当地民众所称道，亲历者无不"拍案叫绝"，遂成此书。希望读者通过快意阅读，开心学医。相较于传统中医医案类书籍，本书的适读性和文学性更优，适合广大中医爱好者阅读和参考，中医院校学生亦可通过本书的内容加深对理论学习的理解和掌握。

编　　著：曾培杰　汪雪美
出版日期：2018 年 1 月
定　　价：25 元

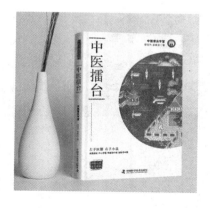

中医擂台

本书为中医小说普及系列丛书之一，采用中医小故事的形式介绍了常见疾病的真实案例，语言通俗易懂，达到了宣传和教授中医药学知识的目的。作者将传统汤药配合调动患者锻炼身体的模式称为中医擂台，本书介绍的治疗正是将经方加减与锻炼身体相结合，常有出人意料的效果，令患者不仅疾病得以痊愈，而且锻炼意志、调节心性。希望读者通过快意阅读，开心学医。相较于传统中医医案类书籍，本书的适读性和文学性更优，适合广大中医爱好者阅读和参考，中医院校学生亦可通过本书的内容加深对理论学习的理解和掌握。

编　　著：曾培杰　高春宝
出版日期：2018 年 1 月
定　　价：28 元

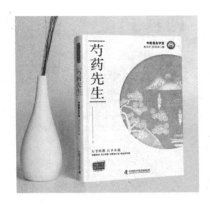

芍药先生

本书为中医小说普及系列丛书之一，采用医案医话的形式介绍了百种常见疾病的真实案例，语言通俗易懂，达到了宣传和教授中医药学知识的目的。书中刘老以善用芍药甘草汤而闻名，所用药味不超五味，却常常效如桴鼓，可谓"简、便、廉、验"。本书以芍药甘草汤为基础方，通过辨证论治，对经方进行加减组合，向人们介绍了百种常见疾病的治疗方法。希望读者通过快乐阅读，开心学医。相较于传统中医医案类书籍，本书的适读性和文学性更优，适合广大中医爱好者阅读和参考，中医院校学生亦可通过本书的内容加深对理论学习的理解和掌握。

编　　著：曾培杰　陈创涛
出版日期：2018 年 1 月
定　　价：28 元

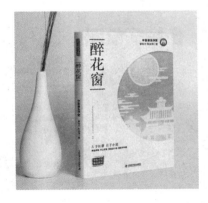

醉花窗

本书为中医小说普及系列丛书之一，以清代王堉所著《醉花窗医案》为蓝本，采用小说的形式讲解了诸多真实医案，摒弃了以往中医古籍的种种文辞奥古、佶屈聱牙，力求用浅显易懂的表达方式宣传中医，教授中医学知识。本文通过主人公张凡——一位失意的中医人，在一座千年古寺中的所见、所闻、所感，向人们展现了中医学和国学的神奇与魅力，希望读者通过快乐阅读，开心学医。相较于传统中医教材，本书的适读性和文学性更优，适合广大中医爱好者阅读和参考，中医院校学生亦可通过本书的内容加深对理论学习的理解和掌握。

编　　著：曾培杰　陈创涛
出版日期：2017 年 7 月
定　　价：22 元

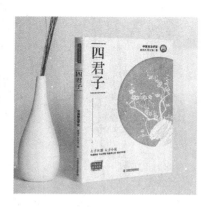

四君子

　　本书为中医小说普及系列丛书之一，采用小说的形式讲述了诸多真实案例，故事的主人公是李飞，一位即将毕业的中医大四学生，在民间寻访传统中医的过程中，结识了传奇人物姜医生的门外弟子大雄，通过大雄的讲述，有幸听取了姜医生灵活运用四君子汤加减治疗疑难杂症的事迹，而书中的传奇人物姜医生，其原型即民间中医 J 医生。本书向人们讲解了单方加减治疗诸多疾病的真实案例，展现了中医学的神奇与魅力，希望读者通过快意阅读，开心学医。

编　　著：曾培杰　陈创涛
出版日期：2017 年 7 月
定　　价：22 元

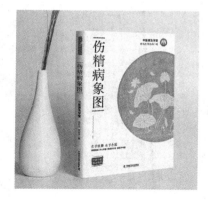

伤精病象图

　　本书为《四君子》的续篇，李飞跟随大雄又结识了老姜先生的入门弟子——龙山跑者阿华。故事分为两条主线，穿插讲述了两位戒友，在阿华师兄的帮助和指导下，通过锻炼身体、健康饮食并配合中药调理的方法，成功戒色控遗的经历。本书不仅人物方面为《四君子》的延续，而且在内容上也延续了单方加减调理精伤的神奇，展现了中医学的魅力，希望读者通过快意阅读，开心学医。

编　　著：曾培杰　陈创涛
出版日期：2017 年 7 月
定　　价：22 元

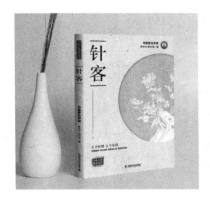

针客

　　本书为中医小说普及系列丛书之一，采用小说的形式讲解了诸多针灸学方面的真实案例，故事情节构思精巧，语言文字浅显易懂。主人公名字的灵感来源于佛教入门经典《吉祥经》，书中讲述了出身针灸世家的小吉祥，跟随庐龙禅师学习针灸，最终领悟真谛、游学进阶的经历，从眼界高、手法巧、力量雄、德行厚四方面不断提升，努力成为一位名副其实的"针客"的故事。本书向人们展现了针灸学的神奇与魅力，希望读者通过快意阅读，开心学医。

编　　著：曾培杰　陈创涛
出版日期：2018 年 1 月
定　　价：28 元

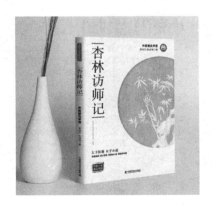

杏林访师记

　　本书为中医小说普及系列丛书之一，采用小说的形式讲述了诸多中医学方面的真实案例。故事中的主人公福娃，为了求得解除病痛、延缓衰老的方法，不畏艰辛，一路参访求学名人奇士，学习了诸多常见疾病的疗法，更悟到了为学为人之道。本书向人们展现了中医药学的神奇与魅力，也告诉人们中医学子应有的为学之道，希望读者通过快意阅读，开心学医。

编　　著：曾培杰　陈创涛
出版日期：2017 年 7 月
定　　价：22 元

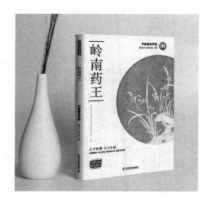

岭南药王

　　本书为中医小说普及系列丛书之一，采用小说的形式讲述了诸多中医学茶疗和食疗方面的真实案例，故事轻松有趣，情节引人入胜，语言通俗易懂。故事讲述了骆兄与我们在药王谷，一路跟随岭南药王的徒弟小青师兄，不仅领略了道地药材的神奇疗效，并有幸学习了诸多简便廉验的中医泡茶方及食疗方。本书向人们讲解了中药茶疗方及食疗方的组成和应用，也告诉人们中医学子应有的为学之道，希望读者通过快意阅读，开心学医。

编　　著：曾培杰　陈创涛
出版日期：2017 年 7 月
定　　价：18 元

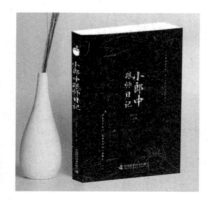

小郎中跟师日记

　　一场大病之后，作者深切地感受到祖国医学的珍贵，毅然决然地辞去工作，从湖南来到五经富镇，登门拜师，跟随曾培杰医生学习中医。并用日记的形式记录下每日跟诊学习的收获和在田间劳作的乐趣，淋漓尽致地展现曾培杰医生诊治疾病的思路和经验，也原汁原味地描绘出了这个美丽的南方小镇。通过每日跟诊抄方，把中医之道传承下来。

编　　著：曾培杰　丁润雅
出版日期：2018 年 10 月
定　　价：28 元